近现代名中医未刊著作精品集

万泽东医案选

万泽东 著

张会永 整理

人民卫生出版社

图书在版编目（CIP）数据

万泽东医案选/张会永整理. —北京：人民卫生
出版社，2016
ISBN 978-7-117-23411-5

Ⅰ.①万…　Ⅱ.①张…　Ⅲ.①医案－汇编－中国－现
代　Ⅳ.①R249.7

中国版本图书馆 CIP 数据核字（2016）第 239392 号

人卫社官网	www. pmph. com	出版物查询，在线购书
人卫医学网	www. ipmph. com	医学考试辅导，医学数据库服务，医学教育资源，大众健康资讯

万泽东医案选

著　　者：万泽东

整　　理：张会永

出版发行：人民卫生出版社（中继线 010-59780011）

地　　址：北京市朝阳区潘家园南里 19 号

邮　　编：100021

E - mail：pmph @ pmph. com

购书热线：010-59787592　010-59787584　010-65264830

印　　刷：北京汇林印务有限公司

经　　销：新华书店

开　　本：710×1000　1/16　印张：9

字　　数：171 千字

版　　次：2016 年 11 月第 1 版　2016 年 11 月第 1 版第 1 次印刷

标准书号：ISBN 978-7-117-23411-5/R·23412

定　　价：36.00 元

打击盗版举报电话：010-59787491　E-mail：WQ @ pmph. com
（凡属印装质量问题请与本社市场营销中心联系退换）

出版者的话

在我国近现代中医界曾经活跃过一大批学验俱丰，在当时享有盛誉、产生过重要影响的中医大家，或蜚声全国或名重一方，为中医事业的发展贡献了毕生精力，他们在临证之余也多有著述，然而，其中许多著作（如手稿、内部交流稿等）因种种原因在作者生前直至现在都未能出版，以致先贤在长期临床实践和寝馈深思中积累的宝贵学验被埋没、被遗忘，甚至有的已经失传，这应视为中医事业的一种损失。如以"作者生前其作品未能刊行"初步确立未刊的定义，历史上许多名著在一段时间内都曾经是未刊作品，明代本草学家李时珍的《本草纲目》就是一例，因此，中医界的未刊著作应该引起我们的高度关注。

诚然，以实事求是和谨慎客观的态度来考察和分析我社编辑目前搜集到的未刊著作，不能说每一部都是精品，但其中不乏有重要学术价值和临床指导价值者，它们凝聚了先辈一生的学术精华，尊重它们、珍视它们，进而出版它们，是中医编辑工作者的光荣使命，为此，我们策划了"近现代名中医未刊著作精品集"丛书，拟将上述作品在精选的基础上分辑出版，以飨读者。精选的标准为：作品应有较高的理论价值和临床指导价值，其学术观点及临证经验等，系经过作者当时长期的临床检验才得以提炼，既来源于临床实践，又能很好地指导临床实践，以目前的中医发展水平来衡量，仍有其科学性、独特性、实用性，对中医工作者和学习者有重要参考意义，对中医事业的发展有重要促进作用。为确保以上目标的实现，我们对符合上述目标初步入选的作品又分别报送当前中医界知名专家评审，在专家的具体指导下确立最终书目。

鉴于许多中医名家的未刊作品多在其弟子或家人、友人处，另有部分保存在中医临床、科研机构或各地图书馆当中，故殷切希望社会各界人士能提供有关稿件及信息，让我们共同努力，使一批批的未刊著作得以问世，使先贤英名不朽，学验流传，徽音累属，慈惠无穷。

人民卫生出版社
2009 年 9 月

前　言

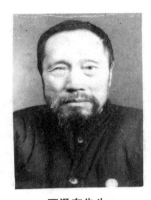

万泽东先生
(1886—1968)

万泽东先生（1886年2月—1968年3月），名沛霖（一作林），字泽东，辽宁省法库县人。自幼对中医颇感兴趣，1901年开始向本村祖伯父万世伦学医，奠定了以医济世的志向。1914年，28岁时，万泽东先生开始独立行医，行医不久，深感中医博大，所知甚少。遂于1916年，又拜法库县名医祁益三为师，学医四年。在这期间，万泽东先生精读了众多中医经典著作，对各家学说多有涉猎。为了开拓眼界，1920年，又来到了奉天城（今沈阳），随张锡纯大师在立达医院继续学医，此时的万泽东先生已是医名小著了。1926年，年已不惑的万泽东先生结束学习，先后在抚顺市万育堂、法库县德慧厚、万和药局等处坐堂行医，由于他精通医理，对医术精益求精，颇有声望。

辽宁省卫生厅着手筹建"辽宁省中医医院"之初，从省内各地抽调医术精湛、德高望重的名老中医前来业医。七十高龄的万泽东先生于1956年6月从法库县调入辽宁省中医医院，成为首批建院元老，在医院开设的"特诊室"出诊，为来院就诊的省市领导诊病。医院门诊医生遇有疑难病证，也请万泽东老先生会诊。

1958年，辽宁中医学院（今之辽宁中医药大学）成立之际，万泽东先生因德厚医高，被聘为学校顾问，与他同时聘为顾问的，还有丁一青老先生，只此二人。在学校期间，万泽东先生仍坚持门诊，并参与编写了《金匮讲义》等教材，每周三还前往中国人民解放军第202医院，为该院的西学中班讲授《伤寒论》。也是在学校期间，万泽东先生开始将平日记载的病案一一整理，将毕生积累的经验汇集成册，名为《临床经验录》，包括临床医案、医方、药物等门类。学校也指派了专人协助整理是书。

《临床经验录》一书完稿后，并未立即付梓，转由学校保管。学校对《临床经验录》进行了再次整理修订，删繁就简，并删除了书中与《医学衷中参西录》相仿的内容，存留医案127则，药物28味，医方28首，名为《万泽东医案选》，书稿完成于1963年，但亦未付梓。该书手稿后经人传抄得以保存下来，笔者幸复印保存一册。

本次整理之前，笔者尝试寻觅当时见证之人，惜人去楼空，无从觅得。失望之际，检索文献，得知王品山先生（1920－2013）曾受学校委派，参与整理万泽东经验，待寻得线索时，王品山老先生刚刚故去。从另一篇文献，得知那红生先生曾随诊于万老，最终在沈阳市第七人民医院郭铁柱师兄的协助下，得见那红生老先生，才根据老先生的口述补充了万泽东先生的生平，得知本书成书始末。

本次整理，将万泽东先生早期在《辽宁医学杂志》（今《辽宁中医杂志》）发表的五篇论文中的 13 篇医案，一并收录，并补入了那红生先生所撰写 3 则医案，共计 16 则，作为"补入医案"附于书后。论文中与书中重复的医案，则互为参考，修订为一体。

万泽东先生之名见于《医学衷中参西录》第五期第八卷"万泽东来函"，万泽东先生在信中详细介绍了其母病痰喘咳嗽、族弟妇病产后虚劳、本街室女病经闭三则医案。张锡纯在《医学衷中参西录》"山茱萸解"、"山药解"中，也分别引用了万泽东治疗壮年男子腹痛、万母痰喘咳嗽、万妻泄泻等案，作为佐证。由此可见，万泽东算是张锡纯的得意门生了。

从"万泽东来函"一文，可见万泽东对恩师无限尊仰。他在撰写《临床经验录》一书时，更是延续了《医学衷中参西录》之体例，虽原书已被修订，但仍能看出每则医案，必详列病因、证候、诊断、处方、复诊、效果等。诊治思路，几乎与张锡纯同，且大量沿用张锡纯创立医方，如：急救回生丹、清解汤、寒解汤等，并在老师基础上，有所发明。如变通肝脾双理丸为散剂，名舒肝散，配合汤剂同服，治疗肝气诸病；如在清疹汤等方基础上创立清解散，治疗小儿瘟疹及风疹初起；如吸取母病痰喘咳嗽经验，受一味薯蓣饮启发，经数十年临床体会，拟成滋阴养肺汤，治疗喘嗽经年不愈，肺气大虚，阴液将竭之证。

张锡纯门人众多，但有所著述并能流传于世的，寥寥无几。幸存的《万泽东医案选》显得弥足珍贵。希望能借助此书，使大家知晓在辽宁省中医院建院历史上，有一位张锡纯的得意门生——万泽东，并能从本书中更多地了解张锡纯的学术思想。

张会永

2013 年 11 月于辽宁中医药大学附属医院

自　序

　　阐发医理，注疏经文，或别辟蹊径，多所发明，乃名医之著述也。余学识简陋，诚非名医，然亦欲录成一书者，盖以四十年临床积累之经验，不无一得之愚见。对此既不保守自私，复不忍弃如敝屣。故不揣浅陋，录之于书，献之医界，以供参考。并望海内硕彦，加以指正。

　　忆昔中年执业时期，业师盐山张锡纯寿甫夫子，尝语余曰："汝此后在临床上，如治疗重证，必须将治验经过、选方用药及主要关键，随时记录，备作经验总结。"训言在耳，念念不忘。是故余自二十八岁行医，迄今四十余载，凡遇重病，按其脉证，处方施治，终能转危为安者，必将诊疗经过及所用方药——记录。

　　鉴于中医书籍，浩如瀚海，读者欲觅正宗，每多望洋之感。诚以中医古籍，除四大经典，微言奥旨，经方大法，为后世准绳外，其他方书所载理论方法，亦多正确可信。然其方也，沙金相淆，未经提炼者有之；其言也郑声雅乐，无从分辨者有之。或曰："历代名医，既著书传世，其言论方法，不皆可凭信欤？"余曰："不然，如果皆可凭信，则秦艽鳖甲、九味羌活等汤，何以用之寡效。"又如《医方集解》白虎汤歌诀曰："白虎汤用石膏煨。"这一个"煨"字，毫无根据，而其贻害则殊深。盖石膏经火煨，即变成石灰，清凉解热之天然功效全部消失，用之伤人。诸如此类，不能尽举，关系至大，岂容埋没？

　　夫医药治病，乃有关性命之事，必理论与实践相结合，辨证论治，方能收效。屡经实验，然后笔之于书，始有益而无弊。否则，凭空揣度，必致贻害后世。余有鉴于此，故本书所载医药方案，不事玄虚，不尚渊博，凡一方、一法、一药之微，悉由实践中来。其试用无效，或用之虽有微效，而尚涉游移，效果不显者，一概不录。

　　四十余载诊务中，钻研审慎本初衷。

　　不无一得随时录，藉免沉沦往日工。

　　潜心证治许多年，经验常随岁月迁。

　　覆瓿自私皆痛惜，愿将业绩录书篇。

一九五八年七月一日

法库中医万泽东识

又 序

中医药物学，除《神农本草经》外，历代名家继承发明、增编者众矣，迄其数已达数千种之多，说明性味、功能，蔚然可观，美不胜收。然其种类虽多，而为医师者，势难尽数用之，必选其功著效宏者，所用约不过数百种而已。尤必须亲自经验，是否功著效宏，然后对于临床实用，始能可靠而有把握。盖诸家本草所载各种药物之性味、功能，虽甚详明，究其实际，未必皆由经验而得。其中传闻转告者有之，想象误会者亦有之，应难尽信。何以言之，如诸家本草多谓：白头翁有风不动，无风反摇。此实际之所无，非想象误会之言乎。又如：人参性本微温，而有谓其微寒；当归味甘而兼辛，而有谓其味苦；石膏多谓煅用，山药多谓炒用，果如煅、炒而用之，其效力必全部消失。诸如此类，不一而足，是皆未可尽信之处。

是以余用之于临床，医疗四十余年，必亲自经心品验，其疗效显著者，始为某一药之肯定功能，而随时记录；实用无效，或未曾经验者，一概不录。与诸家本草用意不同，至各种品类下，其功用言之略简者，以其主要疗效，皆列于经验病例中，是以不尚繁言，惟以实事求是为宗旨耳。

一九五八年七月一日
法库中医万泽东识

目　录

内科医案

伤　寒

伤寒一证，在《伤寒论》中有广义、狭义之分。本案所谓伤寒，系指狭义伤寒，也就是指感受寒邪之病而言。虽举九例医案，是择其要者以概括之。

太阳伤寒证

毕×春，男，62 岁，农民，法库县二区榆树屯。

于仲冬穿水捕鱼，感受寒凉。自觉恶寒发热，头项强痛，身痛，无汗。曾自用便方发汗，汗出不多，病亦未解，第三日转增狂躁不安。诊其脉浮而有力，一息数达五至。

诊断：发热恶寒，头项强痛，是太阳表证，本无疑义。惟脉浮有力，数达五至，且兼狂躁不安，其人必蕴有内热，为外寒所郁，壅塞熏蒸之故，非纯属太阳伤寒之表证可知，故不用麻黄汤之温散。其狂躁不安，又非大青龙汤证之轻微烦躁可比，因此又不能用表里双解之大青龙汤。宜以宣散达表，兼清解之法。

处方：青连翘五钱[1]，薄荷叶四钱，天花粉四钱，白芷三钱，细辛八分，甘草二钱。

水煎二回，分二次服，每次送服散剂一付。

散剂方：朱砂一钱，甘草末一钱，冰片二分，薄荷冰三分。

共研细末，分为两付。

复诊：服药二次，皆得微汗，表证已解，亦不狂躁，思食粥汤。诊其脉仍有力略数，舌有白苔，但少津液。此乃表邪虽解，而蕴热未清，应再予清解之剂。

处方：青连翘四钱，薄荷叶二钱，玄参四钱，天花粉四钱，生石膏四钱，甘草二钱。

水煎二回，分二次温服。

效果：药服尽剂，其证霍然而愈。

---

[1]注：书中剂量均为旧制，在东北地区，一钱约为 5 克。

按语：散剂方系《医学衷中参西录》所载之急救回生丹。薄荷冰具有发表之性，服之能汗解；冰片、朱砂为镇狂乱之有效药。散剂与汤剂合用，共奏达表清热及镇心安神之效。复诊已不狂躁，故不用回生丹，仅服清解内热之汤剂。

太阳中风证

王×汗，男，29岁，教员，法库县小学。

于初冬晚餐后，有汗外出，而感风邪。病已三月，延余诊视。六脉浮缓，头痛发热，汗出恶风，但无麻冷。然有时作呕，微喘，面红，微渴，舌苔色白，周身关节疼痛。

诊断：太阳中风，风伤卫，而卫外之气必虚，加以风邪内扰，津液不固，则自汗出；而头痛恶风、脉浮而缓，皆太阳中风固有之证；其面红，是中风之邪仍郁于表之征；微渴，汗出耗津之象。宜调和荣卫、散风为主，兼清解其热之法。

处方：桂枝尖五钱，白芍五钱，甘草三钱，大枣七枚，生姜三钱，防风二钱，知母四钱。

水煎二回，分二次温服。继啜粥一碗，覆取微汗，忌汗多出。

复诊：药服尽剂，脉静身凉，诸证悉除。

按语：其脉象浮缓、头痛、发热、汗出、恶风、舌苔白、身痛，用桂枝汤以调荣卫。其面赤、微渴，知有浮热，故加知母，亦能缓解姜桂之热。加防风以散风邪，且能引经。

伤寒兼狂乱

邰×亭，男，41岁，农民，新民四区兰旗堡子村。

于冬季开会，夜深归家，途中受寒凉。初觉麻冷寒战，四肢拘急，周身疼痛，曾用葱姜煎汤发汗未出。约一小时许，又复出汗，遂即人事不清，语言错乱，不进饮食。病至四日则狂乱，不识人事，曾经医治无效，病已五日，延余诊视。见其狂乱，不但满屋乱窜，且时欲外出，目瞪气粗，大便燥，小便少，舌苔微白，四肢拘急，周身筋肉有时䐃动，以手指点其上身肌肉，随起一核（俗名猴上山），令人按住，才勉为诊视。六脉皆浮，重按有力，一息四至强。曾患痫风五六年，每年发作数次。

诊断：脉浮大有力，舌苔微白，仍有表证存在。大便燥、小便少，病过六日，知已由太阳传及阳明。因其人内气甚壮，邪未深传，郁于经表，致使关窍闭塞。尤其该患素有痫风，蓄有痰涎，参与为虐。因此其关窍愈形郁闭，心脑神气亦因之闭塞不通，致使神无所依，失其知觉，故现狂乱，两目直瞪，四肢拘紧等证。应治以解表化痰，开窍通关之法。

处方：胆星四钱，薄荷叶四钱，青连翘四钱，清半夏四钱，节菖蒲四钱，硼砂二钱，甘草二钱。

水煎二回，分二次温服，每次送服散剂一付。

散剂方：朱砂二钱，甘草末一钱半，冰片四分，薄荷冰四分半。

共研细末，分作四付。

复诊：药服尽剂，诊其脉仍在浮分见之，已不狂乱，能安睡三小时。但人事仍不清，四肢还拘强，且小便不利。因末次服药时隔不长，药力未达病所，再候三小时，以观其变。三小时后诊其脉较前有力，人事稍清，小便已利。狂虽安稳，但言语尚有错乱，颈项仍强，知其余邪未解，遂按前方加减。

处方：节菖蒲三钱，胆南星三钱，清半夏三钱，薏苡仁三钱，天花粉三钱，白芍三钱，青连翘三钱，甘草二钱，硼砂二钱，生山药五钱。

煎服如前，每次送服散剂一付。恐二冰过于宣散，用山药略有节制。且其人夜间曾滑精一次，藉以秘其精气。

三诊：人事大清，二便如常，能进饮食，停药观察数日，未见复发。十余日后，已恢复健康。

按语：此证始伤于寒，已经过六日。躁扰狂乱，人事不识，四肢拘急，是极重之热证。且其脉浮大有力，是阳明经热之象征，应重用石膏，何以不用石膏，而断为邪犹在表？良以舌苔薄白，口不干渴，尿不赤涩之故，诚属认证确切。至于狂乱，四肢拘急，颈项强直等证，系邪郁关窍，触发痫风所蓄之痰，相助为虐所致。遂予通关利窍、解表化痰之剂，尤属合法，安能不愈！案内所用散剂，系《医学衷中参西录》所载之急救回生丹，本治霍乱，用治此证者，取其能通关利窍，宣散表邪。

伤寒少阳重证

程×云，男，67岁，商人，法库县。

因在腊底，营业繁忙，受有风寒，经发汗病稍轻，未能继续治疗。常觉痿软不适，头晕目眩，苦于服药，延误二十七日，病遂加剧。诊其脉浮弦无力；望其舌苔薄白少津；闻其声低微细弱。问其证：自觉每一动作，气息不足，食少微渴，头目眩晕较甚，小便微黄，大便正常。

诊断：患者年近七旬，自受外感后，延至二十七日之久。如以日数竭之，原不宜现此等脉证，应有其他转变，或传经化热，或循次深传。今竟现头晕目眩、舌苔薄白、脉浮弦无力等少阳脉证，实为临床少见。至于食少、微渴、小便黄为少阳或有之证。病日虽多，仍须凭脉辨证，为邪在少阳。治以和解之法，用小柴胡汤加减。

处方： 东党参三钱，天花粉三钱，白芍三钱，玄参三钱，柴胡根四钱，黄芩三钱，甘草二钱，生姜三钱，大枣十二枚。

水四碗，先煎柴胡减一碗，再入群药煎取一碗半，分二次温服。

复诊： 煎服一剂，自觉目眩减轻，舌苔转润，脉已有力。遂按前方将黄芩、生姜皆改用二钱，令其再服一剂。

三诊： 第二煎甫经服完，即周身抖战，四肢厥冷，躁扰不安，气息甚弱。其家人惶恐，来寓报告，请速往诊视。余骤闻之，亦甚诧异，遂即前往，果见患者如来人所述，势甚危迫。诊其脉近于伏象，重按有根，乃知正与邪争，欲作战汗之兆。遂告知病家，切勿恐慌，病人欲作战汗，善为扶持，出汗时勿令受风为要。

四诊： 患者坐于卧榻之上，笑对我说："我死而复活了"。询其出汗，约二小时许，始见汗止，思食粥汤。诊其脉大致和平，一息近五至，尚有余热。

处方： 生山药八钱，白芍四钱，玄参四钱，甘草二钱。

水煎二回，分二次服。

五诊： 药服尽剂，诸证悉除，余热已尽，停药调养数日，恢复健康。

按语：《伤寒论》少阳病篇说："伤寒五六日，呕而发热者，柴胡汤证具，而以他药下之，柴胡证仍在者，复与柴胡汤。此虽已下之，不为逆，必蒸蒸而振，却发热汗出而解。"此证虽非下后，但其人年近七旬，且邪气留连二十七日之久，正气不无所伤，是以在汗解前，必振振躁扰，战而后汗。正与此节经文吻合，足证仲景之论。如此以经验解经文，两相结合，庶能得其实际。惟内气素虚者，虽战而不汗，或汗出不止，由此而虚脱者亦有之，医者应加注意。此柴胡汤中所以必有人参，以助正气也。今其人素日体壮，虽病延多日，内气尚未大伤，故能战而即汗，汗而即解。在汗出时，不仅避风，同时宜多饮热水，以助汗源；在汗后睡眠时，更不能频频呼唤，以扰其元神，应使患者安静舒卧。本案所用小柴胡汤减半夏者，因嫌其燥；加花粉、玄参、白芍者，因舌苔薄白而少津，以充阴液。

伤寒少阳证

黄×氏，女，30岁，法库县西街。

洗衣不慎，感受风寒。八九日后，延余诊视。寒热往来，头目眩晕，舌苔白，微渴，呕吐不止，勺水不存，精神疲惫，脉弦无力。

诊断： 寒热往来、多呕、目眩、脉弦等，为邪在少阳。精神疲惫，因呕吐数日，勺水不存，致使胃乏水谷，不能生化津液以养其神之故。病既在少阳，仍主以小柴胡汤。

处方： 柴胡根四钱，清半夏七钱，党参三钱，黄芩三钱，甘草二钱，天花粉四钱，生姜三钱，大枣八枚。

水四碗，先煎柴胡减一碗，再入群药，煎取八分碗，温服之；次用水二碗，煎六分，温服。

复诊：呕吐次数减少，眩晕、疲惫已轻，脉渐有力。照方再服一剂，遂霍然而愈。

按语：前案方中减半夏，本案则重用半夏，盖半夏善于镇呕。以本案呕吐过重，苔白润滑，故重用半夏；加花粉者，因呕吐伤液，用助人参以增液；渴因热伤，用黄芩以解热。前案之微渴是热邪耗津所致，本案微渴是胃乏水谷不能化生津液所致，故治法亦别。前案服药后有战汗，本案服药后无战汗，是与病程之长短有关，前案伤气过重，本案伤气较轻故耳。观此二案，伤寒日传一经之说，不可置信。

伤寒少阳阳明合病

徐×山，男，15岁，学生，法库高小。

于学校劳动后，汗出感寒，遂得此证。感寒后，曾服发汗药二次，病尚未解，延至七日，为之诊视。证见寒热往来，目眩，耳聋，口干，舌燥，渴欲饮冷，舌苔白厚，中心微黄，小便赤涩，大便微燥，心觉微热，脉浮弦而滑。

诊断：寒热往来，目眩，耳聋，脉浮弦，为少阳证；口干渴饮，苔白中黄，小便赤涩，大便微燥，脉弦而兼滑者，为阳明经证。二经症状同时出现，断为少阳阳明合病。宜行清解之法。

处方：柴胡根四钱，黄芩三钱，清半夏二钱，党参一钱半，石膏末八钱，天花粉五钱，玄参四钱，甘草二钱，粳米四钱。

水煎二回，分二次温服。

复诊：连服二剂，寒热往来等少阳证皆除，舌苔已退一半，口仍干渴，脉尚有滑象，知为阳明经余热未解，再拟清解余热之法。

处方：玄参五钱，天花粉五钱，生石膏末六钱，麦冬三钱，粳米四钱，甘草二钱，竹叶一钱半。

煎服同前，连服二剂，病遂痊愈。

按语：少阳与阳明合病，临床较为多见。二经证候，同时出现，诊断不难辨认。但在治法上，应分轻重。轻则用小柴胡汤加玄参、天花粉、白茅根等；重则用小柴胡汤与白虎汤合剂。皆为治少阳兼现阳明，在经尚未入腑者设。二诊方由竹叶石膏汤加减，为治疗热性病瘥后，余热未尽之有效方剂。

伤寒太阴证

郑×昌，男，41岁，农民，法库南郊。

于孟冬曾感寒两次，皆以汗解，自以为愈。适值驱车外出，途中遇雪，复受寒凉，腹泻数次。归后又频频呕吐，腹痛，按之脐腹甚硬，小腹甚凉，气息甚微，面唇苍白，不思饮食，手足虽温，自觉拘急，诊其脉沉迟细弱。

诊断：曾发汗二次，卫气已虚。当此卫外功能失职，重感于寒，易于直中太阴。寒邪充斥于脾胃，故吐泻交作；中气因之而大伤，故气息甚微；其腹按之硬者，乃阴寒凝结之象；手足温、脉沉迟，又为太阴伤寒之特征。宜治以理中益气、散寒回阳之法。

处方：党参八钱，炒於术六钱，干姜四钱，川附子四钱，炙甘草三钱，生山药五钱，大枣八枚，生姜四钱。

水煎二回，分三次温服，令其半日服尽。

复诊：吐泻次数减少，手足不拘急，按原方继服一剂。

三诊：吐泻悉止，腹已不硬，能进粥汤，并能起坐。脉不迟，惟沉取较弱，说明寒已解，阳已回，而正气尚未恢复。仍按前方加减。

处方：东党参五钱，炒於术四钱，干姜二钱，炙甘草二钱，生山药八钱，茯苓二钱。

水煎二回，分二次温服。

四诊：连服二剂，脉呈缓象，诸证悉除，病遂痊愈。

按语：太阴病系脾胃机能衰弱，邪化寒湿所致，以吐泻、腹痛、不思食、手足温、脉沉迟为主要特征。治法宜温不宜下。本案所现之脉证，断为太阴伤寒，甚为确切。用理中益气、散寒回阳，更觉恰当。但由于吐泻次数较多，又现气息甚微、面唇苍白、四肢拘急等中气大伤的严重危象。故在附子理中汤的基础上加山药，既能恢复由吐泻所伤之津液，又能固摄其气化。加姜枣者，因数次感寒，荣卫必伤，以和荣卫。后方不用大枣，而用茯苓，取其甘淡祛湿，以防余湿困阳，合参、术、草为四君，恢复正气不碍余湿，甚为合法。

伤寒过汗不解

李×氏，女，25岁，家庭妇女，法库南街。

于仲冬不慎感寒，头痛，恶寒，自用便方发汗，汗虽多而病不解。再发汗，病仍不除。诊其脉浮濡略数，望其苔色白，问其证口不渴，动作时有汗出，仍有头痛、身痛、发热、恶寒等症。

诊断：感寒头痛、恶寒、无汗，用汗法治之，原属对证。由于出汗过多，汗不如法，故病不解。汗出过多，荣卫必伤，故见自汗。因其头痛、恶寒、发热、苔白、脉浮，仍属表证。治宜调和荣卫，辅以达表之法。

处方：桂枝尖四钱，白芍五钱，甘草二钱，生姜三钱，大枣七枚，白芷二钱，薄荷叶二钱，川芎二钱，茯苓三钱，京知母三钱。

水煎二回，分二次温服，覆取微似汗，勿使汗出过多。

复诊：服药两次，周身皆得微汗，发热恶寒等症倏然若失，但仍有自汗现象，遂按前方去白芷、薄荷，续服一剂。药服尽剂，汗止思食，霍然而愈。

按语：《伤寒论》麻黄汤下云："覆取微似汗"。桂枝汤下云："温覆令一时许……不可令如水流漓，病必不除"。此案自用便方发汗二次，汗出过多，是汗不如法，病既未解，又伤表气。自汗、脉濡，用桂枝汤救之，少佐白芷、薄荷以达表，加知母以解浮热，并助芍药固其阴液。服后覆取微似汗，甚合仲景汗法，故能霍然而愈。若脉象浮紧，无内热者，宜投麻黄汤；如脉浮有力，而表实兼燥热甚者，宜发汗兼清热，以大青龙汤。既有表证兼有里证，亦宜先解其表，表解乃可攻里。至于所现表证，不必悉具，但见恶寒、头痛等一二证即是，更不能拘于日数之多少。凡表证未罢，即宜解表。恶寒虽属轻证，而有表里阴阳之辨。若恶寒亦发热，兼头痛、脉浮、无汗，宜辛温解表，有汗宜解肌；若恶寒不发热，无其他表证，而见四肢厥逆，下利清谷者，此为邪在阴经之寒证，有汗宜桂枝加附子汤，无汗宜麻黄附子细辛汤，发表、温经两法并行；若恶寒兼烦躁者，宜大青龙汤表里双解；若觉背部恶寒伴有苔薄而润，口中和者，为少阴寒证，宜附子汤温之；若伴有舌苔黄厚，口中燥渴，乃阳明热炽，宜用白虎汤清之。

孕 妇 伤 寒

郝×氏，女，34岁，法库县四区。

妊娠五月余，冬季感寒。初觉周身麻冷，头项强痛，恶寒无汗，自作粥汤，发汗不解。复用便方发汗，汗出甚多，仍未愈，已六七日，病转加重，延余诊视。证现不时谵语，口干舌燥，舌苔干薄，渴欲冷饮，心悸而动，怔忡不安，不思食，小便赤，大便不实，精神疲倦，脉来数动一止，一息五至强，沉候甚弱。

诊断：此证不时谵语，舌苔干薄，口干思饮，心悸不安，乃气液两伤之象。盖阴不上潮，阳热独亢，而阴虚之热，复与传经之热，相助为虐之故。脉有歇止，沉候甚弱，是气血虚衰，不相接续所致。其人已妊娠五月余，气血原自不充，复病延六七日，任邪必内犯，荣卫皆伤。故内热虽生而不实，气血虚衰而转甚，是以脉不相续，而有歇止。心神无倚，而见心悸不安。此时虽有热象，亦在所不顾。宜补阴、生血、复脉为急。参其脉证，与《伤寒论》炙甘草汤证相符，遂以此汤加减与之。

处方：干地黄一两五钱（因无鲜地黄，是以用干地黄代之），麦冬一两五钱，党参四钱，酸枣仁四钱，阿胶四钱，炙甘草四钱，桂枝尖二钱，生姜二钱，大枣八枚。

上九味，用水五碗，煎一碗半；次煎水两碗至七分，合一处，分三次温服，日服三次。

复诊： 服药一剂，心内较前安稳，诸证悉减，脉仍有歇止而稍减，此药已中病。因阴气尚未恢复，俾再服一剂，以接药力，仍按前方续服二剂，煎服如前。第二剂服二次后，自觉周身发热，少顷汗出遍体，约二小时许，汗渐止，自觉周身舒畅。家人疑而问曰：第二剂药已二服，想系发汗药，汗后已觉轻快，三次药尚可服否？余曰：此助正药，非发汗药，其汗出乃邪气外达之象，三次药可急服之。

三诊： 翌日往诊，见患者自能坐起，询知汗出约二小时，诸证已愈强半，能进粥汤。诊其脉已恢复正常，但弱而略数。心内安然，唯有时觉热，知其阴气未充，内有虚热。再以滋阴兼清虚热之法治之。

处方： 生地八钱，麦冬八钱，党参三钱，玄参三钱，阿胶三钱，炙甘草三钱，酸枣仁三钱，天花粉三钱，大枣五枚，生姜一钱。

以上十味，水四碗，煎一碗；次煎水两碗，煎八分，合一处，分三次温服。

效果： 连服二剂，调养数日痊愈。

按语：《伤寒论》云："伤寒，脉结代，心动悸，炙甘草汤主之。"（一名复脉汤）。初读此节经文，因尚无经验，以为其脉或结、或代，必现其一，抑或交互并现，不悉真相。嗣后治验类此证者数例，略有所得，乃知其脉非结非代，实际脉之搏动有歇止，而近于结代。缓而一止为结，止而有定数曰代。今其脉似代而止无定数，是结而非缓时之止，乃数愈五至而止，断非结代脉也。总之，于脉来虚弱中，而现有歇止，即为阴血大虚，真气不续之象。可见仲景当时立论，深知此证，气血衰弱，不任邪侵，其脉于虚弱之中，而有歇止之象，遂以结代二脉拟之，主以复脉汤，重在麦冬、生地以滋阴，佐人参、桂枝以通阳，姜、枣调和荣卫，阿胶补血益阴。先贤柯琴认为，斯证宜以枣仁易麻仁，借以养心安神。甘草用炙者，不但安定中宫，且缓药势之速下，以稳建其功也。如此证者，妊娠五月，其脉沉分甚弱，而有歇止，心内悸动不安，为阴血大虚，真气不续，自无疑问。据脉论证，与复脉汤所主治者无不相符，遂以斯汤服之。果服后气血充，肾阴复，荣卫调和，作汗而解。益叹经方之实用，遵而行之，自能收效，洵为后学之法程也。除此案外，亦有与此证相类似者，治愈三例，悉以此方加减收效。但非服药后皆作汗解，其有不作汗者，亦皆脉续悸宁，霍然而愈。

温 病

春温、风温、湿温三证，以春温较多，系由伏气化热而来。所谓"冬伤于寒，春必病温"一说，应注意在"寒"字，不限于冬季。若在初春时令犹寒，感之亦然。因虽伤于寒，原不甚重，当时未病，或已病而汗解失宣，留有余邪，皆能伏于三焦脂膜之中，阻塞气化之流通，暗生内热。久之或情志动火，或薄受外感而触发。发则不恶寒，但发热而渴。多发于暮春或夏初之时，非皆发于春季。此种温病，若由外感触发，初得时兼有头痛、发热等表证，宜用清解汤先解其表，再酌其热之轻重，以清其热；若因情志动火而触动，或其热蓄极而自发者，恒无表证，径发热而渴，宜酌用寒解汤及仙露汤等清之；热甚者又须酌用白虎汤或白虎加人参汤等清之；至于入腑成实，腹满痛而便燥者，更应酌用三承气汤以下之。

至于风温，由于风热袭表，初起发热，微恶风寒，头痛咳嗽，口微渴者，宜用清解汤解其表。若延误时日，必传经化热，其治法又与春温略同。

湿温病，系由感受湿热所致，初起头痛恶寒，身重疼痛，身热不扬，胸痞不渴，而无内热者，宜宣解汤去滑石加苍术以宣解之。若延误时日，郁而发热者，宜将宣解汤方中滑石临证增减。

此为春温、风温、湿温三证治法之大略。在辨证方法上，悉遵仲景。伤寒、温病非异终同。《伤寒论》太阳病证篇首曰："太阳之为病，头项强痛而恶寒。"详谈全篇，知此提纲亦指中风、温病、伤寒三证而言。虽始得之，其脉皆浮。但伤寒脉浮紧，无汗，恶寒；中风脉浮缓，自汗，恶风；温病脉数，发热而渴，不恶寒。脉证不同，治法亦异。至于传经之后，俱遂六经传变，传至阳明，俱现阳经脉证，而主以阳经治法；传入阴经，俱现阴经脉证，而主以阴经治法，仍以仲景六经辨证为纲领。

春温（邪在少阳阳明）

徐×氏，女，64岁，居民，法库东街。

于春季去外村探亲，夜宿汗后冒风，迁延失治十二日。现症见：寒热往来，热多于寒，目眩口苦，不时呕逆，兼潮热谵语，舌苔黄厚，大便四日未行，小便赤涩，不思食，食则作呕，脉象弦而兼滑。

诊断：其脉弦、寒热往来、目眩、口苦、呕逆等为少阳证已具；其谵语潮热、舌苔黄厚、尿赤、便燥、脉象兼滑，是一半转属阳明，入腑成实。患者虽年过六旬，亦应议下。以小柴胡汤与调胃承气汤合剂加减与之。

处方：柴胡根四钱，本党参三钱，清半夏三钱，大黄五钱，芒硝三钱，黄芩三钱，白芍四钱，天花粉四钱，甘草二钱。

用水四碗半，煎至两碗，再入硝黄煎数沸，分二次温服。第一次服后过五小时，如排便三次，止后服。

复诊：首次服药四小时后，连降大便二次，便黑甚少，遂服第二次，又降大便二次。诊其脉，弦滑之象已不够明显，不再谵语，舌苔退去多半，能食粥半碗，令其休养一日。再诊其脉未静，仍有余热，遂与清解之法。

处方：柴胡根三钱，本党参二钱，清半夏三钱，黄芩三钱，白芍三钱，天花粉四钱，玄参五钱，麦冬三钱，竹叶一钱，甘草二钱。

水煎二回，分三次服。药服尽剂，病去八九，惟觉口干微渴，将前方减量，又服一剂，病遂痊愈。

按语：此证前后三方，皆用人参者，因患者年过六旬，已延误十余日，正气必伤。用之以扶正气，其义甚佳。

春温（邪在阳明）

任×生，男，25 岁，厨工。

病发季春下旬，工作过于忙碌。初觉周身不适，继则头痛，发热而渴。因生活困难，未能及时医治，延误四日。周身壮热，大渴引饮，舌苔白厚微黄，小便赤，大便三日未行。脉不甚浮，但洪而有力，一息六至。

诊断：《伤寒论》云："太阳病，发热而渴，不恶寒者，为温病。"此病初起，仅觉周身不适，未见恶寒，继而发热而渴，故断为温病。考其症状和季节，系由伏气化热，加以劳碌过度，动摇其精气，遂勃然而发。从壮热、口渴、尿赤、大便燥、苔白厚微黄等症来看，是邪在阳明之经。宜清阳明之热为主，佐以宣通之品。

处方：生石膏一两五钱，玄参八钱，天花粉八钱，粳米四钱，白茅根八钱，连翘三钱，甘草二钱。

水煎二次，分二次温服。

复诊：脉仍洪有力，望其舌，仅舌尖部苔消退，是病重药轻。遂将前方石膏改用二两，服后诸证悉减，又服一剂，其脉已不洪数，但沉候仍有力，少觉口渴，知其尚有余热未清。

处方：玄参六钱，天花粉六钱，白芍四钱，白茅根八钱，山药四钱，甘草二钱。

煎服如前。

药服尽剂，霍然而愈。

按语：此类温病，即所谓邪伏三焦脂膜之中，阻塞气分流通，暗生内热之春温病。如果阳明热势鸱张，脉洪滑有力，白虎汤原方即可奏效。本方加白茅根、连翘，是取其轻宣透表，能使内热外达，故病愈较速。

春温重证（邪在阳明）

李×年，男，52岁，工人。

平素体弱，外感头痛，无汗。翌日周身壮热，不恶寒，口渴引饮。医治数日不效，延为诊视。脉来洪数，一息六至，而无滑象，沉候不实，壮热口渴，思饮冰水。舌苔黄褐，口干舌燥，少津液，大便二日一行，小便赤涩。坐起时稍一费力，即觉气不足用。

诊断： 此证虽属外感，因有伏热，病即发热而渴，但不恶寒。翌日即壮热，口渴引饮，延至数日，口干无津，舌苔黄褐色，知是邪热炽盛，已传阳明，乃温病之重证。脉虽洪数，而无滑象，且于起卧时，稍一费力，即觉气不足用，是其人体弱正虚，于邪热炽盛之时，而出现种种不足之象。宜大清邪热，兼扶正气，以人参白虎汤治之。

处方： 党参五钱，生石膏一两五钱，玄参一两，甘草二钱，知母三钱，枸杞子四钱。

水煎二回，分三次温服。

复诊： 连服二剂，壮热已退，气已觉充，惟脉仍有洪象，舌苔仅退一半，气虽觉充，尚未恢复原状。因前方略减分量。

处方： 党参四钱，生石膏八钱，玄参五钱，甘草二钱，知母二钱，枸杞子三钱。

煎服如前。又服二剂而愈。

按语： 此证邪实正虚，虚中有实，故用人参白虎汤加减治之，在大清邪热之中，兼扶正气，并于邪热炽盛之时，立复真阴。故使邪热顿解，气液亦随之恢复而愈，乃一举两得之法。

春温坏证（邪在阳明）

李×生，男，31岁，职员。

于季春劳动后贪凉冒风，当时汗闭，晚间即发热头痛。延误两周，求为诊视。周身灼热，燥渴思饮，舌苔褐而干薄，舌形缩短，不时干呕，小便赤黄，大便微溏，面色腻垢，气息甚微，六脉沉数无力，数近八至。

诊断： 脉沉数无力，且舌苔干薄，舌形缩短，大便溏泄，乃气液将亡之象，为温病中之坏证。但其人适当壮年，病又新得，投药可望好转。治以扶正益气，兼清邪热之法，以人参白虎汤加减。

处方： 党参五钱，生山药一两，沙参四钱，玄参四钱，麦冬四钱，炙甘草三钱，白芍三钱，竹茹二钱，生石膏末八钱。

水煎两回，分三次服。

复诊：连服二剂，脉减为一息五至，灼热减轻，气息稍壮，大有好转，仍按前方加减。

处方：党参四钱，生山药一两，沙参四钱，玄参四钱，麦冬四钱，炙甘草三钱，白芍三钱，竹茹一钱，生石膏末六钱。

煎服如前，连服数剂而痊愈。

按语：此证邪热虽不甚炽，然已深入阳明，但大便不燥，反而溏薄，是因其中气素虚之故。急以人参白虎汤加减，扶正益气，兼清邪热，辅以山药、甘炙草、白芍等以滋阴固下，遂能邪热解而正气复，溏泄亦随之而止，病得痊愈。

春温误治（邪在阳明）

刘×山，男，48岁，营业员。

平素体弱，在旅途中曾受外感，归后病势加重。周身灼热，头痛，胸痛，面色垢腻。曾延医治疗，医者见其胸痛，于清解药中，加有破气之品。服后病势不解，且觉气不足用。第七天延余诊视。脉一息六至，但数而不洪滑，沉候不实。口干舌燥，大渴饮水，舌苔干薄、色黄兼黑，身热心烦，精神恍惚。于五六呼吸之顷，必长出气一口。坐起时稍一费力，即觉气弱难支。周身颤动，小便赤黄，大便一日一行。

诊断：此证素日体弱，于旅途中又受劳累外感。且初服药时，医者误用破气之品，因而气伤虚陷。故于邪热炽盛之时，其脉但数而不洪滑。气息甚弱，周身颤动，兼现舌苔黄褐、壮热心烦、口渴引饮等症。可知邪热已深入阳明。邪实正虚，几难为力。所幸脉尚有根，病系新得，治以大清邪热兼扶正气之法。

处方：党参五钱，生石膏末一两，玄参一两，生山药八钱，白芍三钱，甘草三钱，枸杞子四钱，天花粉五钱。

水煎两回，分三次温服。

复诊：病有转机，周身已不颤动，热退弱半，按前方又服一剂。

三诊：脉数已减，并较前有力。舌苔退去一半，仍干而色褐。知为余热未清，阴液未复之故。

处方：生石膏六钱，玄参八钱，沙参三钱，生山药五钱，天花粉四钱，甘草二钱，白芍三钱。

煎服如前。连服二剂，其病痊愈。

按语：上四例，皆为温病邪在阳明，但首案邪实正未虚，以仙露汤加花粉、茅根轻宣透表，仍为白虎汤义。后三案，为邪在阳明兼气液不足之证，属邪实正虚，以白虎加人参汤，扶正祛邪而收效。

春温（邪伏三焦脂膜）

孙×文，男，33岁，工人。

去冬曾感风寒，汗解后，时觉全身不适，未曾医治。于初春以来，觉四肢酸软无力，五心烦热，眩晕，口干而渴且乏味，舌苔白厚，便燥，尿赤，脉沉而有力。

诊断：脉证合参，知系蕴有伏气火热，由于春阳引动而发之春温。其热势炽张，势必铄阴耗液，故现五心烦热、口干而渴、大便燥等症。治以清泄里热，佐以宣散伏邪之法。

处方：生石膏六钱，天花粉四钱，白茅根四钱，连翘四钱，玄参四钱，天冬四钱，白芍三钱，茵陈三钱，甘草二钱，生山药四钱。

水煎二回，分三次服。

复诊：连服二剂，脉证如故，毫无寸效。细审之，仍仿白虎加人参汤之法，在前方内加党参二钱，石膏改用一两五钱，煎服如前。

三诊：连服二剂，病仍未减，脉证同前，惟精神稍充，饮食渐增。因未有他变，故仍按原方服之，生石膏改用三两，党参改用三钱，煎服如前，再服二剂，并加服散剂。

散剂方：生石膏一两五钱，朱砂二钱，滑石三钱，甘草二钱，薄荷冰二分。

共研细末，分为八付。日服四次，每次一付，和汤剂间服。

四诊：脉象近于和缓，舌苔退去大半，但舌根尚有黄苔。五心烦热已减，病愈强半。嘱其调整得当，即可日渐康复。惟患者深知生石膏收效甚显，遂自购生石膏一斤，研为细粉，每服三钱，日二次或三次，服完舌无黄苔，五心不热，病遂痊愈。

按语：该患先后服生石膏近十二两，方愈强半，可知其伏热甚深。正如王孟英所说："如抽蕉剥茧，层出不穷"。邪伏三焦脂膜之中，其舌苔白厚而干，或白厚兼黄，与邪伏少阴，初起舌无苔垢可鉴别。但呼气之热，口干而渴，小便赤涩，二者相同。如系邪伏三焦脂膜之证，可放胆重用生石膏，如邪伏少阴，又非黄芩汤不能取效。

瘟疫失音证（哑巴瘟）

刘×氏，女，33岁，家务。

某日赴外地探亲，归后即觉周身不适，未甚注意，于翌晨口不能出声，但起居饮食如常，经医无效。时病已三日，延为诊视。神志苦闷，口不能出声，有时皱眉，似有头痛之意，身有微热，不咳，舌苔厚白，脉象浮大，沉候有涩象。

诊断：患者受时邪之侵袭，口不能出声，是邪闭清窍；沉候有涩象，是络有阻塞之征；脉浮大者，说明邪气盛，在外在上；身有微热，舌苔薄白，是邪在表位。脉证合参，系瘟邪闭塞喉窍而失音。治以开窍通络、芳香逐秽之法，佐以宣通达表之品。

处方：桔梗五钱，薄荷叶三钱，重楼四钱，连翘四钱，蝉蜕三钱，甘草三钱。

水煎二回，分三次服，每三小时服一次，每次送服回生丹一钱。

复诊：服完微见汗，口能出声，但声音嘶哑，脉已和缓，仍照前方继服，每隔六小时服一次，服尽则霍然而愈。

按语：温邪上受，首先犯肺，肺气不清，闭塞喉窍，则口不能出声。因肺为声音之门，故用汤剂以宣肺解表，散剂回生丹能芳香通络。一剂轻，二剂愈，而收全功。

闷疫（瘟疫郁遏）

张×振，男，45岁，工友，沈阳大西关茶店。

处境不顺，素有积火。于初夏早起冒雾后，自觉心中搅乱不安，逐渐加重，欲吐不能，欲泄不得，延至下午病势加重。诊其脉沉细而涩，时欲外出，躁扰不宁。欲吐不吐，饮水即呕，欲泄不泄，腹痛如绞。神志如迷，其痛苦难以形容。

诊断：脉象沉细，不能断为阴寒，以其素有积火，复早起冒雾，感受疫毒之气，深伏于内，不能透达于外，以致关窍气血壅滞不畅，遂呈现上述一系列的危急症状。先针刺委中、尺泽、十宣、人中等穴出血，以泄血分之火毒。再服通关利窍、驱毒逐秽之剂。

处方：朱砂一钱半，甘草末一钱，冰片三分，薄荷冰三分。

共研细末，分为三付。每隔半小时服一付，阴阳水送服。

复诊：经针刺服药后，大见安稳。身有微汗，仍觉心中搅乱。系病重药轻，余邪尚未尽除。照方又配三付，用白茅根五钱，天花粉四钱，重楼四钱为引，煎汤送服，以逐余邪，兼清郁热。

药服尽剂，周身得微汗，其病痊愈。

按语：案内散剂，系《医学衷中参西录》治"霍乱证"之急救回生丹。其能治愈闷疫者，因朱砂能解心中窜入之毒，且善止呕吐。冰片能芳香逐秽，通活周身血脉；薄荷冰之香窜，无窍不通，无微不至，又与冰片同具发表之性，服之能作汗解，使内蕴之邪，由汗而出；甘草能解毒和中，并能缓和冰片、薄荷冰辛辣之性。以之治邪毒充斥，闭塞关窍，最为适宜。

中　风　证

中风证有内发、外中之别。《医宗金鉴·杂病心法要诀》中风篇曰："风从外中伤肢体，痰火内发病心官"。是说中风之证，病因不一，有风从外中、痰火内发之别。但以风从外中者居多。《金匮要略》中风历节篇曰："夫风之为病，当半身不遂"。又曰："脉微而数，中风使然"。盖风邪外中，非伤于卫，即侵于荣，若半身之气伤，则发为偏枯，不仁不用，加以邪气内扰，经络闭塞，气血不得流通，故当半身不遂。诊之于脉，必微而兼数。因气血虚不充于脉，故脉微；风为阳邪，而鼓动之，故又兼数，乃中风使然。风乘虚入，遂有半身不遂之征象。《内经》曰："邪之所凑，其气必虚。"因内气虚，不能固其肤表，故召外风之中风证，乃风从外中属于虚者，《金匮要略》以黄芪桂枝五物汤主之。其人健壮，内气不虚，常于汗后感受，或用力过劳，一时表卫不固而感受之；或于夜寝不闭窗门，而为风邪所袭，直中经络，发为口眼㖞斜，肢体不遂，不仁不用等证，乃风从外中，属于实者，方书多以小续命汤主之。至于因五志过极，动其痰火，或因郁怒不舒，肝气横逆，挟气血上冲头部，经络被阻，腑脏为扰，致使肢体不仁不用，或偏枯不遂，所谓痰火内发之中风证。方书多有谓类中风者，主以清痰火、平肝气、降逆舒郁之剂，不杂用风药。如言语謇涩，神志不清，痰火盛者，先贤徐灵胎恒用安宫牛黄丸及至宝丹等，以清痰火并开郁闭。至于二便阻隔，面赤气粗，脉象滑实者，要用三承气汤及凉膈散加减治之。因火炽痰壅，脉证皆实，不能不兼用重剂攻下。若痰火虽动，神志不清，脉不滑实而微弱兼数者，系内气素虚，不任攻下，宜黄芪桂枝五物汤佐以开痰清火之剂，相机而调之。此外有一种厥逆证，类似中风而甚于中风者。《素问·调经论》曰："血之与气，并走于上，则为大厥，厥则暴死，气复返则生，不返则死。"此种厥逆证，与现代医学脑充血相似。所谓气返则生，不返则死者，盖谓此证看其有否转机。如气血上逆之极，复能自返下行，不致清空之窍受损，而神明仍有所主，故曰气返则生。《素问·厥论》曰"巨阳之厥，则肿首头重，足不能行，发为眴仆"；"阳明之厥，则癫疾，欲走呼，腹满不得卧，面赤而热，妄见而妄言"；"少阳之厥，则暴聋，颊肿而热"。如此诸般现象，猝然昏厥，舌强语謇，肢体不用，或半身不遂，或有剧烈头痛，目胀耳鸣等证，与痰火内发之中风证无异。其证之宿根，多因怒动肝火，躁急伤阴，肝失濡养，郁遂不舒，伏之于内。有时五志过极，着急动火，而能动之，故勃然而发，挟脏腑之气血及痰火上冲清窍，若冲击过甚，厥逆不返，故曰："不返则死"。此证当血气上冲之时，加以痰火助虐，故亦与痰火内发之中风证无异。治之者宜清其痰火，降其逆气，引血气下行，辅以破血开瘀之品化其瘀滞，辨明寒热虚实，随证医治，多能得救。

中风证（风从外中）

陈×庆，男，48岁，职员。

时值仲秋，天气尚热，晚间贪凉未闭门窗，睡时感寒。翌晨，神志清醒，言语不清，手足不能动转，亦不知痛痒，延为诊视。见其言语謇涩，状若痴呆，四肢不仁、不用，口眼㖞斜，六脉皆浮兼有涩象。断为中风直入经络兼瘀闭关窍所致。治以疏风达表、通经活络之法。

处方：生黄芪六钱，当归六钱，知母四钱，防风四钱，川芎三钱，乳香三钱，没药三钱，桂枝尖三钱，全蝎一钱半，全蜈蚣二条。

水煎两回，分二次温服，令其微出汗。

午前十时服药，二小时后周身皆出微汗。午后二时手足稍能动转，亦微知痛痒，周身舒适，能起坐思食，午后服完二煎又得微汗，先后汗出三小时，霍然而愈。

按语：其人素禀健壮，因夜眠当风，外邪乘虚入于经络，而证现语言謇涩，四肢不仁、不用，用养血祛风、通利经络之剂即可收效。脉证皆无虚象，证既属实，何用黄芪以补其气？黄芪虽能补气，而《本经》黄芪原主大风，且与芎、防、全蝎、蜈蚣等祛风药同用，能增其散风之力兼扶正气，使邪去而正无伤，犹白虎汤加人参之义也。所谓有制之师，战无不胜，佐以乳、没、归、桂等以疏通经络兼开瘀闭。风为阳邪，六脉皆浮，恐服药后生有浮热，伍花粉、知母以清之。俾药力能直达病所，故服药二次皆得微汗，因而荣卫和、络脉通，风邪尽解，故一剂而愈。

本方加减法：兼寒者加干姜、肉桂、附子，兼热者加知母、花粉、石膏；兼湿者加防己、防风；邪盛者倍羌、防、全蝎；气血虚者重加参、芪；病在左者加鹿角胶，在右者加虎骨[1]胶。

中风证（痰火内发）

李氏，女，65岁，农妇。

时值仲秋，因处境不顺，着急上火，醒后觉精神恍惚，言语謇涩，渐觉右半身不仁、不用，延医诊治，数日不应。舌苔黄微干，尿赤便燥，脉滑，沉候稍弱。断为痰火内发，兼有伏气之热转入阳明，故苔黄脉滑。治以清火涤痰之法。

---

[1]整理者按：犀角、虎骨之类，现已禁用，为保存文献计予以保留。

处方：党参二钱，陈皮二钱，甘草二钱，节菖蒲四钱，大黄四钱，胆星三钱，竹茹三钱，枳实三钱，清半夏三钱，茯苓三钱，芒硝三钱。

水煎两回，合一起，入硝、黄，再煎数沸，分二次服。

复诊：服药后下大便二次，舌苔退半，但其脉仍有余热。按前方服之，去芒硝，大黄改用三钱。水煎二回，分二次服。

三诊：又下大便一次，言语见清楚，意识稍明了，手足略能动转，脉仍有滑象，按前方加减。

处方：党参二钱，陈皮二钱，甘草二钱，节菖蒲六钱，胆星三钱，竹茹三钱，枳实三钱，清半夏三钱，茯苓三钱，花粉三钱，当归三钱，丹参三钱。

水煎两回，分二次服。

连服五剂，意识明了，言语清晰，手足动转较前大好。嘱其调养，月余而愈。

按语：《素问·逆调论》曰："营气虚则不仁，卫气虚则不用，营卫俱虚则不仁且不用。"说明风虽从外入，亦由内虚所引。卒倒、神昏、半身不遂、抽搐痉挛、口眼㖞斜等症皆属于风，故有真中、类中、肝风之别。本例为痰火内动，痰涎壅塞，荣卫脉络失和，证现言语謇涩，右半身不仁、不用。用清火涤痰之法治之，二剂轻，七剂愈。

中风证（痰火内发）

何×仁，男，68岁，农民。

某日午餐后卧息，幼儿在炉旁玩火，势将被焚，在情急之时起身去救，着急动火，转身间即觉右手足不能遂用，头目眩晕，神志不清，舌强语謇，舌苔白厚微黄，大便微燥，脉弦而有力，右部有滑象，断为痰火内发之中风证。因遽然着急，情志过极，动其痰火，挟气血上逆于头，冲击脉络，发为偏枯不遂，脉象弦滑，尤为足征。年事虽高，亦为痰火内发之实证。治宜清痰火，开瘀降逆，引气血下行之法。

处方：生赭石末五钱，怀牛膝五钱，节菖蒲五钱，白芍四钱，当归四钱，丹参四钱，大黄三钱，清半夏三钱，天花粉三钱，甘草二钱，黄芩二钱，栀子二钱。

水煎两回，分二次温服，每次送服安宫牛黄丸一丸。

复诊：服后下大便一次，按前方又服一剂，煎服如前。神志已清，手足能屈伸活动，并能翻身转动。其脉滑象稍减，仍弦而有力，系痰火尚未全清。按前方去黄芩，加胆星三钱，煎服如前。

三诊：下大便二次，诸证悉减，能起床活动，惟脉尚未缓和，前方大黄改用一钱半，继服二剂，调养数日而愈。

按语： 本证患者虽年近七旬，但脉来弦滑有力，为痰火内发之实证。重用安宫牛黄丸搜风化痰，宁心通窍；佐以清热利痰，舒郁降逆，引气血下行之汤剂，其效甚显。

中风证（痰火内发）

李×氏，女，58岁，农妇。

体质素弱，且多郁好怒。某晨起觉左手足不能活动，延误数日，病渐加重，求为诊治。见其左半身痿废不用，舌软气弱，神志不清，二便如常。脉象非常弦硬、略数，左部尤甚，惟沉取转弱。舌无苔，口中和，喉间有痰声。

诊断： 患者未受微风，无口眼㖞斜及其他中风症状。实因内气素虚，蓄久发于一旦，其气不能充体，故左半身偏废，舌软，气息微弱。其脉多弦硬者，因其人素多郁怒，肝气已伤，真气不能收敛，大有外越之势，故虽弦硬但不洪滑，且沉取转弱。其证虽非纯由痰火而发，从其喉间带有痰声、脉略数来看，可知亦挟有痰火，不过痰火略轻而已。断为痰火内发之中风证，属于正气虚者。治以峻补正气、收敛肝气，兼疏通经络、清痰火之法。

处方： 黄芪一两五钱，当归六钱，党参四钱，天冬四钱，天花粉四钱，生龙骨五钱，生牡蛎五钱，山萸肉五钱，丹参三钱，乳香三钱，没药三钱，胆星三钱。

水煎两回，分二次温服。

复诊： 连服二剂，气息渐充，语声稍壮，脉稍见和缓，惟胃脘微觉发闷，照前方加鸡内金二钱。

继服五剂，左手足能屈伸活动，亦能翻身起坐，诸证减轻过半，脉亦大见柔和，沉候较前有力，病已向愈。其人形气素弱，嘱其多服数剂，以期根治。按前方又连服八剂，病愈七八，遂按前方制丸药一料服之。半月后家人来谈，药尽病愈。

按语： 该人形气素弱，虚羸日久，偶因情志不遂，或一时劳倦而触动之，其病即发于一旦，故其脉浮取弦硬，沉候转弱，有外越之势，而现偏枯不遂、不仁不用等症。方中参、归、芪、萸、龙、牡，能峻补正气，收敛肝气；佐花粉、天冬、胆星，清其痰火；伍乳、没、丹参，通其经络，能收补虚通络、化痰清火之效。

产后中风

李×珍，女，27岁，家务。

产后五日，因送亲人步出房门之外，仅一分钟回其寝室，即觉为微风所袭，移时左手足即不遂用，继而口眼㖞斜，左半身不能动转，医治十余日不效，求为诊视。脉象浮濡略数，舌微强，言语微涩，恶露已断，食少神疲，左半身不知痛痒。断为产后气血大虚，风邪乘虚，直中经络，为风从外中之虚证。

处方：黄芪一两，当归一两，党参四钱，丹参三钱，白芍三钱，生姜三钱，桂枝尖三钱，防风三钱，知母三钱，甘草二钱，大枣七枚。

水煎二回，分二次温服。

复诊：煎服二剂，左手足即能屈伸，惟心中尚觉微热，按前方桂、姜改用二钱，加天花粉二钱。连服三剂，手能持物，足能屈伸，已能起坐，病除强半。照方又服四剂，调理旬日，病遂痊愈。

按语：产后气血虚弱，卫气不固，虽有微风亦能感受。是以甫回寝室，左肢即不遂用，明系中风，而脉则浮濡，故断为风从外中之虚证，以黄芪桂枝五物汤加减与之。处方参、归、芪峻补气血，佐防风引风外散，芍、桂、姜、枣、草以和荣卫，加丹参以通脉络，伍知母以解参、芪、桂、姜之热，使无偏胜之弊，药性平和。而方中重用黄芪、当归，以当归补血汤为方中骨干，服之气血渐充，荣卫调和，邪不能留，霍然而愈。

咳　　嗽

咳嗽有内、外因之别。但肺受外感六淫所伤者居多，而脾受内湿化痰者较少，内伤气血津液而引起者，尤为常见。其病机多在于肺。《素问·咳论》说："五脏六腑，皆令人咳，非独肺也"。可知咳嗽的病机，不专在肺，而与其他脏腑有密切联系。其病理机转，随他经病理变化而变化。在临床上本着兼见症状，辨证求因，审因论治，庶不致误。

外感咳嗽兼喘

张×元，男，43岁，居民，抚顺市五马路。

于季秋受外感，而发咳嗽。三日后服葱姜汤发汗，而汗未出，又添喘病，延为诊视，病已七日。其见证：既嗽且喘，夜间尤甚，喘不能卧，痰涎壅盛，黏稠色白，舌苔白厚，口干而渴，尿黄，便秘，脉浮有力，寸部较甚，一息五至强。

诊断：患者初得，原系外感，风寒束表，肺气被阻，故见咳嗽。初起其邪在表，用葱姜汤发汗，原属对证，惜其三日后始服，又添喘者，是其寒邪已经化热。延误七八日，其势较甚，致使肺气失宣，痰涎水饮互为胶漆，壅闭肺络，几无容吸之地。气甫入即呼出，呼吸迫促，所以既嗽且喘。火浮于肺，故夜间较甚。其脉浮数有力，为外感未解，复生内热之故。因其内热，故现有口渴、尿黄、便秘等症。舌苔白厚、痰涎壅盛，是属水饮泛肺之征。故宜外发内散，治以解表退热、消痰逐水之法。

处方：麻黄一钱半，桂枝二钱，生姜三钱，五味子三钱，杏仁三钱，细辛八分，白芍四钱，清半夏四钱，天花粉四钱，甘草二钱，生石膏末一两。

水煎二回，分二次温服。

复诊：连服二剂，诊其脉，已不浮数，喘咳等症悉减大半。静时不喘，惟有动作，仍然作喘。看来寒热之邪虽解，而肺气尚未恢复。治宜扶其正气，兼清余邪之法。

处方：白芍四钱，清半夏四钱，牛蒡子四钱，生龙骨八分，生牡蛎八分，生石膏末五钱，甘草二钱，紫苏子三钱。

煎服如前，连服二剂，病遂痊愈。

按语：本证外感风寒，入里化热，肺失宣肃，水饮内结，致使外有表寒，内有里热，间夹水饮，故初用小青龙汤以去表邪及水饮，加石膏、花粉以清里热，共奏外发内散之功。复诊用方，系《医学衷中参西录》所载从龙汤化裁而来。治喘嗽证愈后，正气未复，余邪未尽，甚为适宜。芍、草酸甘化阴，龙、牡收敛元阳，合用以扶正；清半夏、牛蒡子、紫苏子、石膏清热化痰，以除余邪。

外感咳嗽兼腹泻

君×义，男，33岁，炊事员，沈阳市小南街合作社。

五个月前，由于劳动过累，感受外邪。初则咳嗽，发热，口渴，经治未愈，复增腹泻，延为诊治。闻其声，咳嗽气短，音哑而急；问其症，则自觉头晕，饮食渐少，体弱无力，小便少，大便溏泄，日三至四次；验其痰，色白稠黏；诊其脉，数而无力，一息五至，独右寸部有滑象。

诊断：咳嗽气短已五个月，肺气必受损伤，其咳声哑而急，其痰稠黏，肺脉滑，是肺气伤而内有蕴热之象。肺气伤，则头晕，四肢无力。其腹泻者，因发热口渴，饮水过多，致水湿挟热，下注肠间之故耳。治以清肺化痰、渗湿利水之法。

处方：茯苓六钱，生山药六钱，玄参六钱，天花粉六钱，百合五钱，白芍四钱，黄芩四钱，麦冬四钱，牛蒡子四钱，清半夏三钱，川贝母三钱，甘草三钱。

水煎二回，分三次温服。

复诊：连服三剂，腹泻次数减少。照前方去黄芩、麦冬。

三诊：服三剂后，腹泻已止，惟咳嗽未减，反而痰多且黏。诊其脉数而滑，由无力转为有力。望其舌苔甚厚，白而微黄，加以口干而渴。其脉证如此转变，知其人原有伏气之热。何以未随腹泻而下？因伏邪外出，往往如抽蕉剥茧，层出不穷。正因腹泻已止，而伏热更无出路，故外现种种热象，缠绵不解，病程较长。在治法上亦应随证而变，宜大清伏热，兼化痰浊之法。

处方：白芍五钱，生山药五钱，玄参六钱，石膏六钱，天花粉六钱，牛蒡子四钱，瓜蒌皮四钱，黄芩四钱，甘草三钱，川贝母三钱，清半夏三钱。

煎服如前。

四诊：服三剂，其热不退。照前方将玄参改用八钱，石膏改用一两。连服六剂。

五诊：舌苔退去一半，滑数之脉亦不显著。守方再服六剂。

六诊：舌苔退尽，嗽止痰清，脉亦不数，惟早晚仍有轻嗽。虽已向愈，但仍有余邪未尽，遂制散剂服之。

处方：甘草末六钱，朱砂三钱，川贝母四钱，远志三钱。

共研细末，分为十二付，每日早、晚各一付。药服尽剂，病遂痊愈。

按语：上嗽下泄之证，本属难医，况病已半载，尤为束手。先后六次诊治，病获痊愈。其要点在于：辨识腹泻已止，伏气勃然发作之病机。法当重用石膏二两，使热速退。为何初用石膏六钱？恐其寒凉趋下，导致腹泻复发。试用石膏六钱，继以一两，连服十二付而收功。

咳嗽兼五心烦热

刘×氏，女，63岁，家务，法库西街。

半年前曾感风邪，咳嗽未愈，病逾半载，渐觉五心烦热，尤以心中灼热较甚。咳嗽痰黏，口干舌燥，食少便秘，身形瘦弱，六脉虚数，一息逾五至。

诊断：从脉数、灼热来看，似有伏气之热。但其脉不弦而虚，口虽干而不渴饮，舌虽燥而无滑腻之苔，可知非真伏气之热。且咳嗽吐痰，耗损津液，复伤阴气。阴虚不能潜阳，邪热日益鸱张，故现五心烦热。心中灼热尤甚者，是阴虚阳亢于上之故。脉证合参，非伏气化热之灼热，乃系阴虚之烦热。治宜滋阴潜阳、理肺化痰，兼清虚热之法。

处方：生山药一两，玄参六钱，麦冬六钱，生地六钱，瓜蒌皮四钱，川贝母四钱，白芍五钱，白茅根五钱，沙参三钱，清半夏三钱，牛蒡子三钱，甘草三钱。

水煎二回，分三次温服。

复诊：服后诸证稍减，知药中病。将前方玄参、栝楼皮、白茅根均改三钱。

三诊：于十日内连服五剂。脉已不数，较前有力，咳嗽灼热等症，均愈强半。按前方加减。

处方：生山药一两，生地四钱，麦冬四钱，沙参四钱，川贝母三钱，牛蒡子三钱，玄参三钱，白芍四钱，清半夏三钱，甘草二钱，炒於术三钱，鸡内金二钱。

煎服如前。

四诊：经服两剂，诸证已趋痊愈，脉象稍弱，尚未康复。遂用生山药半斤，每次五钱，和水煮熟，酌加白糖及白梨汁，随意服之。

按语：本例灼热较甚，似内有伏气之热。其脉左右皆虚，口不渴，舌无苔，遂断为阴虚之热。但伏邪之热，有募原和少阴之分。若邪伏少阴，舌亦无苔，脉多不鼓指，但很少有咳嗽的见证。而邪伏募原者为实证，舌必有苔，脉多弦数而口渴，可知其所谓非伏气之热，系指非邪伏募原而言。其治法以滋阴为主，清热为辅，故重用山药、地黄、麦冬、沙参以滋其阴；玄参、白茅根、瓜蒌皮以清虚热。清半夏、麦冬同用，而无燥液之弊。

暑月外感咳嗽

金×启，男，32岁，职员。

暑热外出，乘凉饮冷，而得咳嗽。曾服清火药二剂，病转增剧。咳嗽发作频频，嗽甚则喘，吐白沫无痰，病已十余日。舌无苔而润，鼻塞时流清涕，脉浮数，一息五至强。

诊断：此证虽得于盛暑之际，但因外受风寒，内停饮冷，寒水之气射肺，故发咳嗽，而吐白痰。病虽旬余，从其见证鼻塞流涕、口中和、舌无厚苔且润来看，知其尚未化热。治宜温散之法，佐以清凉之品。

处方：生姜一钱半，杏仁一钱半，五味子一钱半，清半夏一钱半，白芍一钱半，茯苓一钱半，麻黄一钱半，桂枝一钱半，甘草一钱半，细辛八分，生石膏六钱。

水煎二回，分二次温服。

复诊：咳减强半，脉已不浮但数，且觉口干舌燥，客邪虽解而内热复生，宜再与清解之法。

处方：白芍五钱，甘草二钱，清半夏三钱，杏仁二钱，牛蒡子三钱，瓜蒌仁三钱，川贝母三钱，天花粉三钱，生石膏六钱，玄参四钱。

煎服如前。药服尽剂，诸证悉除，霍然而愈。

按语：此证先与小青龙汤加减，外发寒邪、内散水饮。客邪既解，邪热复生，又与散邪清热之剂。用药先后有法，故收速效。若拘于季节，不善辨证，其病不减；用方不善佐使，其效难收。明乎此，故能二剂收功。

劳 热 咳 嗽

曾×文，女，30岁，家务。

咳嗽经年，或生气动怒，或着凉上火，一触即发。发则咳嗽痰壅，食少短气，常不得卧。舌无苔而润，心热微烦，脉浮数濡弱。

诊断：脉证合参，系肺气甚虚，兼有虚热。断为劳热咳嗽，治以清金益气之法。

处方：生黄芪五钱，生地五钱，知母三钱，牛蒡子三钱，甘草三钱，玄参三钱，沙参三钱，麦冬三钱，清半夏三钱，川贝母二钱。

水煎二回，分二次服。

复诊：自觉咳嗽减轻，脉仍弱而数。照前方加党参三钱，连服三剂，其病遂愈。

按语：方系《医学衷中参西录》所载清金益气汤加味，增清半夏、麦冬以镇咳。复诊于益气豁痰药中加参者，助正气之运化，使气虚既补，虚热可除。所谓辨证明确，选方用药，即效如桴鼓。

咳 嗽 痰 血

李×顶，男，11岁，学生。

因仲夏多食凉物，复感风邪，已咳嗽十余日。痰中带血而不稠黏，口不渴，舌润无苔，饮食较少，二便如常，脉浮而不数，一息四至强。

诊断：脉浮不数，舌润无苔，口不干渴，痰不稠黏，虽咳嗽十余日，仍未化热，其痰中带血者，非血热妄行，实乃咳逆甚剧，冲破肺络所致。治宜宣散客邪、降逆止嗽之法。

处方：清半夏二钱，前胡二钱，紫苏叶二钱，茯苓二钱，陈皮二钱，白芍二钱、瓜蒌仁二钱，杏仁二钱，白茅根六钱，葛根一钱，甘草一钱。

水煎二回，分二次温服。

复诊：咳痰带血已减，饮食渐增。照前方再服一剂，并用白茅根一两，水煎当茶，频频饮之。药服尽剂，其病遂愈。

按语：本证咳嗽带血，断非肺热酿成。本证因咳剧伤及肺络而见痰血，在治法上本着见血休治血，见痰休治痰之义，辨证施治。因脉浮在表，故方用杏苏散加减。方中紫苏叶、前胡、葛根以散风达表，杏仁、瓜蒌仁和二陈汤以化痰止咳，佐白芍、白茅根和络止血，共奏宣肺达表，化痰止咳之效。

咳 嗽 兼 衄 血

赵×山，男，4岁。

仲夏冒风咳嗽，迁延十余日，痰涎中带血，经治数日无效，又增衄血，延为诊视。脉浮滑而数，周身壮热，衄重则塞鼻由口溢出，口有臭味，渴而引饮，舌苔白厚微黄，尿赤便燥。

诊断： 风热入肺故现咳嗽，热伤肺络则带血，由于失治、误治时间较长，肺热迫血妄行而致衄血。渴而引饮，苔厚微黄，尿赤便燥，系阳明热炽伤津之象。治宜清其内热、外散风邪之法。

处方： 生石膏八钱，白茅根三钱，天花粉三钱，清半夏二钱，白芍二钱，甘草一钱，竹茹一钱半，细辛三分，五味子八分，麻黄五分，瓜蒌仁一钱半。

水煎二回，分四次温服，每隔二小时服一次。

复诊： 服二剂后，脉已不浮，咳嗽稍减，衄血未止，但出血量减少。此风热虽解而蕴热未清，故壮热仍炽，按前方加减。

处方： 生石膏八钱，白芍一钱半，竹茹一钱，牛蒡子一钱，白茅根三钱，甘草一钱，川贝母一钱半，瓜蒌仁一钱半，天花粉三钱，玄参三钱，清半夏一钱半，麦冬二钱。

煎服如前。

三诊： 衄止，苔退大半，壮热虽减，但脉仍有数象。将前方石膏改用四钱，再服一剂，脉静身凉，饮食有加，其病痊愈。

按语： 首方用石膏、花粉以清内热；竹茹、瓜蒌仁、清半夏化热痰兼降逆气；甘草、白芍、白茅根宣肺络，使气液流通，并能凉血滋阴；少佐麻黄、细辛以散风邪；用五味子制麻黄、细辛之温散，兼防肺气耗散，是仿小青龙汤酸辛化合以利肺开阖之义。服药二剂后，脉已不浮，知表邪已解，而去麻黄、细辛，加用贝母、玄参、麦冬、牛蒡子清热滋阴，但仍重用石膏以清热。患儿虽年仅四龄，前后共服生石膏二两八钱之多，并无贻害。

喘

俗称"喘无善证"。勿论虚寒气弱，实热痰壅，皆有碍于呼吸之枢机，致使呼吸迫促，百体动摇，因而其他兼证，纷至沓来，辗转而为重证，宜于审因论治。肾气大虚，失其翕纳之用，则气不归根，努必作喘。盖肺司呼吸以通于心，透膈贯肝与任冲二脉相连归肾。肾虚不纳，吸即呼出，此喘之所由来，是为寒喘。虽重必不息肩，但气弱或兼身颤，脉必微细，不任寻按，宜于峻补肾阴，收敛气化，纳气归元，其喘可止。风热客肺，痰壅气逆，致使肺气不降；或因表邪未解，停有水气，虽已化热，或未化热，由于客邪充斥，肺气壅塞，咳逆上气而作喘者，均属实喘。抬肩喘息，吸难呼易，形气俱壮，脉必浮大有力，或兼滑象，宜于内发外散，消痰定喘。至若上焦气分虚弱，寒凝不能行水，致寒饮冲肺而作喘者，则重用温补而喘自息。

痰 嗽 哮 喘

朱×威，男，13岁，学生。

患痰咳哮喘已五年余，八岁时竞赛，热渴恣饮凉水，而患斯证，治失其宜，迁延不愈。五年来日渐加重，喘不得卧，哮之有声，痰多清稀，气不足用，热时较轻，寒时加重，行不数步，须止休息，饮少体弱，大便不实。时当初夏来诊，其脉象沉迟，异常细弱。

诊断：此证虽夏时就诊，但从其痰多清稀，得寒加重，脉象沉迟来看，仍为虚寒。断为寒饮结胸，久病伤气。按病已五年，正气大有所伤，脉象沉迟细弱，寒饮聚于胸中，阻塞气道肺络，因而痰咳哮喘。宜以益气之品，清痰定喘重剂治之。

处方：黄芪四钱，茯苓四钱，桂枝三钱，白芍三钱，清半夏三钱，五味子三钱，生姜五钱，杏仁三钱，陈皮三钱，甘草二钱，细辛六分。

水煎二回，分三次温服。

复诊：先用此方，疏通肺络，涤荡寒饮。煎服二剂，饮食稍增，病有小效。肺仍沉迟细弱，知其寒饮未解，气亦未壮。

处方：黄芪五钱，茯苓五钱，炒於术三钱，白芍三钱，半夏三钱，桂枝尖三钱，五味子二钱，厚朴二钱，陈皮二钱，甘草二钱，细辛六分。

煎服如前。

三诊：服二剂后，诸证悉减，于三星期内连服八剂，病减七八。夜能安睡，饮食增加，气息较足，脉亦有力。病愈至此，因患儿久病，遂制丸药服之，以收缓功。

处方：黄芪一两，党参五钱，於术五钱，茯苓六钱，干姜三钱，陈皮三钱，半夏三钱，五味子三钱，厚朴三钱，甘草三钱，白芍四钱，肉桂心二钱，细辛一钱。

共研细末，炼蜜为丸，三钱重，早、晚各一丸，服药未尽，病已痊愈。

按语：此证初得，因冷饮伤肺，病延五年之久。脉象沉迟细弱，咳痰清稀，食少便溏，形气羸弱，确诊为正气虚陷，寒饮结胸，壅塞肺络而致咳痰哮喘。治以苓桂术甘汤加减，重用温补。虽系童年，时值初夏，亦在所不顾，有斯病则用斯药，以胜病为准。患儿服药至十余剂，并未发生心热、口干等症。经谓："有故无殒"，于此案证之，益信其言。

停 饮 喘 嗽

李×氏，女，30岁，居民。

秋后外感喘嗽，为之诊视。其人体壮，病已四日，喘嗽交作，喘甚于嗽，喘时抬肩。痰壅肺促，舌苔薄白，口不甚渴，六脉皆浮紧。断为表邪未解，水气停胸。病虽四日，尚未化热。治以降肺定喘、解表利水之法。

处方：麻黄三钱，桂枝三钱，干姜三钱，白芍三钱，半夏三钱，茯苓三钱，黄芩三钱，五味子三钱，甘草二钱，细辛一钱。

水煎二回，分二次温服。

复诊：喘轻，脉略数，舌苔稍厚。此客邪未解，微生内热。仍按前方加减治之。

处方：白芍三钱，半夏三钱，五味子三钱，黄芩三钱，天花粉三钱，茯苓三钱，生姜三钱，麻黄一钱，桂枝二钱，甘草二钱，细辛八分。

煎服如前。继服二剂，病遂痊愈。

风 热 喘 咳

王文义，男，16岁，学生。

患春温证，延为诊视。脉象浮数有力，寸部尤甚。喘咳不休，痰稠气逆，不时冷饮。喘甚时不能言，二肩上耸，病已五日。断为风热凝痰，壅塞肺络，肺气不降，致不能容纳吸气。且病延五日，内热已炽。治以清热疏表，降肺化痰之法。

处方：麻黄一钱半，杏仁三钱，生石膏一两，甘草一钱，炒瓜蒌仁四钱，天花粉四钱，黄芩三钱。

水煎二回，分二次服。

复诊：喘稍见轻，视其舌有黄厚之苔，脉仍有力，兼有滑象。知系表邪已解，内热转甚，复予清解重剂。按前方麻黄改用一钱，生石膏改用一两半。

三诊：连服二剂，喘咳皆见减轻。脉已不滑，舌苔退去一半。

处方：杏仁二钱，天花粉三钱，玄参三钱，黄芩三钱，瓜蒌仁三钱，甘草一钱。

煎服如前。二剂痊愈。

按语：本案与前案二证皆系外感发病，脉浮而有力，喘息抬肩。但前例系外感风寒，内停水湿，相助为虐，壅肺作喘，但尚未化热，脉兼紧象，治以小青龙汤加减，一剂外感渐解而内热微生，复诊则干姜易生姜，麻黄减量，复加花粉，防热于未然，继服二剂而愈；后例则系外感风温，化热甚炽，脉象兼滑，治以麻杏石甘汤加减，重用石膏大清内热而愈。二证皆系外感实证，但寒热不同，选方用药亦异。

春温坏证兼喘嗽

王×信，男，47岁，工人。

春患温病，延误二十八日，已成坏证。饮食甚少，大便不实，气弱神疲，不能起床。一日忽然加重，喘息迫促，又似无气以息，危在顷刻，急求诊视。脉象似有似无，沉候异常微细，汗出身颤。审证论脉，断为春温坏证，而兼喘嗽。因延误多日，阴气大伤，不能翕纳，气欲上脱，喘而汗出，急宜峻补。

处方：大熟地一两，生山药一两，山萸肉一两，枸杞子八钱，党参五钱，酸枣仁五钱，柏子仁四钱，生龟板四钱，麦冬四钱，生赭石末四钱，甘草一钱，紫苏子一钱。

水煎二回，徐徐温服。因喘息迫促，一次只饮一匙，渐饮渐多，三十分钟内服完。脉仍似有似无，但沉取有力，喘与汗亦见收敛，知其病有好转。遂照方继服三剂。

复诊：汗已不出，喘已大见减轻，脉象见起。照前方去紫苏子，加白芍三钱。

三诊：连服五剂，遂能起床，已不作喘，饮食渐增，诊其脉尚欠充盈。按后方又服五剂，以培其本，病遂痊愈。

按语：此证乃温病失治，延续日久，耗伤真阴，致肾阴欲竭，失其翕纳之职，故其脉象异常细弱，喘汗交作，危笃万分。因予大补肾阴、益气固脱之剂，卒能收效。方以地黄汤加减，主用山萸肉、地黄、山药、枸杞等，重其分量以宏其药力；辅以党参大固元气，赭石降逆，麦冬清热，甘草和中，而成斯方。

痰喘咳嗽

高×亮，男，50岁，职员。

患痰喘咳嗽已七年，病渐加重。喘嗽痰壅，不得卧。曾在西医院诊治数年，并作过组织疗法一年之久，病未少减。脉象浮大，沉分极弱。治以理肺化痰之法。连服二十余剂，脉浮大已减。遂服滋阴养肺汤，山药改用五钱、蒌皮改用四钱。连服十剂，喘嗽减轻，夜能得卧，气息较充，脉亦见起。仍投前方又连服二十余剂，调理二周，病竟痊愈。七年沉疴，竟服四十余剂而告愈。编者注：详细案例见"附方7"。

肺 痈

初 期 肺 痈

张×氏，女，32岁，居民。

初春感受风寒咳嗽，失治，日渐加重。两月后觉心热，痰中带血，医治未愈。又延误月余，病渐加剧，求为诊治。其证咳嗽痰稠，痰中带血丝，中有脓样物，气味腥臭难闻，有时吐血数口。胸脘不舒，口干不渴，舌苔色白稍干，食少气弱，尿赤，便燥，脉沉有力。

诊断：肺有燥热熏灼，故咳嗽频频，痰稠腥臭。久咳伤肺，肺络伤则吐血。痰中杂有脓样物，可知肺间有腐烂之处，非一般所谓之肺病也。脉证合参，确系肺痈之初期。治以清热养肺、止咳化瘀之法。

处方：沙参四钱，白芍四钱，瓜蒌仁三钱，川贝三钱，槐角三钱，乳香三钱，没药三钱，牡蛎三钱，玄参五钱，天花粉五钱，生地六钱，甘草二钱。

水煎二回，分二次服。

另方：鲜白茅根三两煎沸，酌加白糖以代茶，频频饮之。

复诊：鲜白茅根饮服八两，痰血稍减，脉象同前。按前方再服三剂。

三诊：咳嗽未宁，血止，惟痰中仍带有血丝。饮食增进，舌苔已润，其他诸证见减，脉沉有力。拟化腐生肌、清痰止嗽之法，俾肺叶间之腐烂处得以复原。

处方：沙参四钱，天花粉四钱，玄参四钱，白芍四钱，生山药六钱，川贝母一钱，乳香三钱，没药三钱，槐角三钱，牡蛎三钱，麦冬五钱，甘草二钱。

煎服如前。又服四剂。

四诊：患者自觉症状减轻，痰中已无血丝，咳嗽已止。仍感气弱，饮食大增，脉亦和缓。遂制丸药服之，以除病根。

处方：沙参八钱，百合八钱，生山药一两，川贝母六钱，玄参六钱，生地六钱，当归五钱，麦冬八钱，五味子三钱，牡蛎四钱，甘草四钱。

共研细末，炼蜜为丸，重三钱，早、晚各一丸。丸药服尽痊愈。

按语：三七治肺痈有卓效，本案何以不用？痰血相杂，用槐角佐乳、没，其药效不逊三七。因槐角有止血化瘀之功，性近三七，故用于病之初期亦能收效。

实 性 肺 痈

那×增，男，32岁，职员。

二年前患咳嗽，医治未愈。其后痰中带血，气味腥臭。经市内大医院诊为肺脓肿，住院治疗七八个月，症状稍减。但仍咳嗽，痰稠腥臭，混有脓血，胸脘闷痛，尿黄，大便燥，倦怠无力，口干微渴，脉象数而有力。

诊断：据脉论证，肺痈已成。《金匮要略》云："脓成则死"，指肺痈之重者而言。其人体壮，脉浮而有力，知其正气未伤，为肺痈之实证。治以清肺热、化痰排脓之法。

处方：乳香四钱，没药四钱，金银花四钱，天花粉四钱，玄参四钱，白芍四钱，瓜蒌皮四钱，甘草三钱，槐角三钱，川贝母三钱，丹皮三钱，白茅根六钱，汉三七粉三钱。

水煎二回，分三次服，每次送服三七粉一钱。

复诊：连服六剂，咳嗽稍减，脓血见少，仍按前方服之，加藕节八钱。

三诊：连服六剂，痰少，仍有腥臭味，脓血减少。脉已和缓，显然肺热已清。治以化瘀、解毒、排脓之法。

处方：乳香四钱，没药四钱，金银花四钱，天花粉四钱，白芍四钱，槐角三钱，甘草三钱，川贝母三钱，丹皮三钱，瓜蒌皮三钱，白茅根六钱，藕节五钱，汉三七粉三钱。

煎服如前。

连服十四剂，痰中已无脓血，无腥臭味。惟早晚仍有咳嗽，痰少，饮食渐增，病已向愈。遂制散剂服之，以除其根。

散剂方：汉三七八钱，生白芍八钱，川贝母六钱，甘草一两。

共研细末，每服二钱，日二次，用藕节煎汤送服，药尽病愈。二年之疾，不足二月而治愈，患者称谢不已。

按语：本例系肺痈之晚期，呈现一系列实热证候。清热、解毒、排脓为本病的治疗大法。该患适当壮年，邪虽实而正未虚，尚能医治。先后服汤药近三十剂，三七粉用量近十两，始获痊愈。三七和槐角、乳、没为伍，治肺痈，其效显著。轻则仅用槐角佐以乳、没，即可获效。

虚 性 肺 痈

刘×氏，女，49岁，居民，法库四区三面船村。

于三个月前，曾患咳嗽，渐重，吐痰稠黏，心中觉热。继而痰中带血，兼有臭味，食量大减，不敢向左侧卧。经医治数月未效，延为诊视。脉数而无力，兼有涩象。吐痰腥臭稠黏而色黄，痰中有血，并有脓性浊物，有时吐血数口，舌苔色白而干，胸膈作痛，口干而渴，但饮水不多，小便赤，大便燥，心热气弱。

诊断： 脉数无力，肺气与阴液皆伤，也是胸膈有瘀滞之象。胸膈作痛，不敢向左侧卧，痰味腥臭并吐脓血者，乃肺叶有腐烂之处。其痰稠黏，口干而渴，舌苔干白，小便赤，大便燥，是阴虚伏热，灼烧阴液之故。揆诸脉证，势已严重。所喜大便不溏，而能少进粥汤，知其正气尚未大伤。治以滋阴清热、理肺化痰之法。

处方： 沙参五钱，天花粉五钱，玄参五钱，麦冬五钱，生山药五钱，川贝母三钱，槐角三钱，清半夏三钱，牛蒡子三钱，白芍四钱，汉三七粉二钱。

水煎二回，分二次服，每次送服三七粉一钱。

另方： 令其自刨鲜白茅根数斤，洗净切碎，每用二两煮汤，煮数沸即成，当茶饮之。

复诊： 药服二剂，白茅根已服半斤，吐痰腥臭味减，仍向右侧卧。脉数而无力，余症稍减。遂按前方山药改用八钱，三七粉改用三钱。

三诊： 五日内连服三剂，白茅根煎服一斤。已不吐血，痰中有时微见血丝，吐痰腥臭已减其半，有时敢向左侧卧，能进粥二茶碗。脉数已减，但沉取仍弱，每一动作，自觉气息不足。其内热虽清，而肺气之虚尚未恢复，宜按前方加益气之品。

处方： 党参三钱，沙参三钱，生山药八钱，玄参四钱，麦冬四钱，白芍三钱，花粉三钱，川贝母三钱，牛蒡子三钱，槐角二钱，甘草二钱，三七粉三钱。

水煎二回，分三次服，每次送服三七粉一钱。

四诊： 连服六剂，白茅根近三斤。吐痰带血丝已止，并无臭味，且无脓样浊物。气息较前充足，虽敢向左侧卧，但时间稍长仍觉不适。舌苔已退，脉已不数，但仍有弱象。综合脉证，已愈大半。患者苦于服药，遂予生山药末一斤，鸡内金末五钱和匀，每用五钱，和水煮熟，量加白糖，随意服之。

五诊： 于三周内将药服完，觉身体较前健壮，惟气息仍感不足，有时咳嗽，胸膈闷胀，脉象如前。告知患者肺叶腐烂虽愈，但必遗有疤痕。病已半年，中气已伤，如不继续服药，一经复发，恐难医治。患者同意继续服药，以期早除病根。

处方： 党参三钱，生山药八钱，生地五钱，玄参四钱，麦冬四钱，沙参四钱，牛蒡子三钱，白芍三钱，川贝母三钱，甘草二钱，槐角二钱，三七粉三钱。

煎服如前。服三剂后，遂制丸药服之。

处方： 党参五钱，沙参一两，生地八钱，玄参八钱，麦冬八钱，川贝母八钱，生山药一两，广三七一两，百合一两，牛蒡子五钱，白芍五钱，甘草四钱。

共研细末，炼蜜为丸，重三钱，早、晚各服一丸。

药服尽剂，病遂痊愈。调理数日，逐渐恢复健康。

按语：此证病已半载，吐痰腥臭，脓血相杂，食少，侧卧，乃肺痈已成，甚为严重。初诊时肺气虽虚，不用参者，恐参有助热之弊。故首以滋阴清热、化痰理血之法。连服五剂后，肺热渐清，方始加参。山药、白茅根为滋阴凉血之上品，兼有善清虚热之力；而沙参、玄参、生地、麦冬、白芍、百合等，功能养肺滋阴；用三七、槐角不仅有止血、和血的作用，并能化其瘀滞。

上述三例肺痈，从病因来看，具由外感咳嗽，日久蕴热，热聚于肺，血瘀热壅，遂成肺痈，以实热为主。但患者体质、受邪轻重、年龄大小、病程长短、治疗得当与否，对疾病的转归有密切联系，在治法上有所不同。如张案病程较短，受邪亦轻，病在初期，治用清热养肺化痰之法；那案病程较长，虽未误治，因药未中病，成为实性肺痈，治用清热化痰排脓之法；刘案病程较长，受邪亦重，由于失治误治，转为虚性肺痈，治用滋阴清热化痰之法。

肺　　痿

裴海晏，女，22岁，居民，法库四区二台子村。

两年前患咳嗽虚热病，初轻渐重。近日来，夜间咳嗽较甚，心悸心热，痰白，涎沫较黏，口干而渴，形体消瘦，皮毛干枯，苔白，尿黄，大便微燥，二日一行，脉数无力，一息五至强，经血早已不调。

诊断：咳嗽已二年之久，肺气必伤，津液耗散，肺失濡养，而现阴虚内热之象。断为虚热久嗽肺痿，治以滋阴清热、理肺化痰之法。

处方：生山药五钱，天冬四钱，当归三钱，白芍三钱，川贝母三钱，玄参三钱，牛蒡子三钱，清半夏三钱，沙参三钱，天花粉三钱，生地三钱，甘草二钱。

水煎二回，分二次温服，每次送服散剂一包。

散剂方：朱砂一钱半，川贝母二钱，白芍一钱半，甘草末一钱，薄荷冰一分。

共研细末，分为四付。

复诊：服汤剂二剂，散剂四付，诸证悉减。仍照前方服之。

三诊：五日内又服三剂。脉已不数，苔退，渴止，痰涎少，咳减轻。按前方去花粉、玄参，山药改用一两。煎服如前，每次送服朱砂末三分。

四诊：三剂服尽，诊其脉已近和平，痰咳诸证，悉愈八九。按前方制丸药服之，以祛病根。数月后追访患者，不仅病愈而经血亦调。

按语：肺痿特征为咳嗽、浊唾涎沫、脉虚而数。如《金匮要略》说："寸口脉数，其人咳，口中反有浊唾涎沫者何？师曰：为肺痿之病。"此案所现脉证，属于虚热型肺痿。其治法不外养肺清热滋阴，佐以化痰活络之品。朱砂能治心悸、心热，薄荷冰以化浊，清半夏以降涎沫。半夏虽燥，有滋润药佐之，用之无妨。

虚　劳

虚劳兼经闭

王×清，女，21 岁，抚顺市西街。

身体素弱，经血不调。自 19 岁婚后，又添发热、食少、消瘦。现证经闭已三月，气弱心悸，疲倦无力，自汗，食少，体瘦。午后发热，夜半始止，干咳无痰。脉细数，一息六至，沉取稍弱。

诊断：脉证合参，断为阴虚血枯之虚劳重证。脉虽细数，尚非无根。大便不溏，嗽而不喘，正气未至大伤，尚属可治。宜以滋阴养血、健胃止嗽之法。

处方：生山药一两五钱，炒於术四钱，玄参四钱，当归四钱，牛蒡子三钱，鸡内金三钱，白芍三钱，甘草二钱。水煎二回，分三次温服。

复诊：服三剂后，觉精神振作，饮食稍加，发热咳嗽略减。照前方加生地四钱，川贝母三钱。煎服如前。

三诊：连服八剂。脉较前有力，一息五至。发热自汗皆止，饮食渐增，气力稍充。病虽向愈，但阴气未复，经血未见，仍按前方加减。

处方：生山药两半，炒於术四钱，鸡内金四钱，当归四钱，沙参四钱，玄参三钱，川贝母三钱，白芍三钱，生地五钱，甘草二钱，鹿角胶三钱（捣末）。煎服如前，每次送服鹿胶末一钱。

四诊：前方半月间连服六剂，诸证痊愈，经血已见，但身体仍弱。遂予生山药末半斤，每次用五钱，和水蒸熟，稍加白糖，早、晚服之。

按语：本例为虚劳重证，诚属难治。以大便不溏，嗽而不喘，辨识正气未至大伤，系经验之谈。方由《医学衷中参西录》所载资生汤化裁而来。重用山药、於术以健脾胃；加归、芍能补血又能敛汗和阴；用鹿角胶能双补阴阳，故经血得通。

虚　劳

安×氏，女，39岁，法库县西街。

体质素弱，于小产后过劳动怒，已二十余日，日见虚弱。自觉腰部酸痛，俯仰困难。咳嗽痰少，气虚无力，饮食乏味，午后灼热，入暮尤甚，夜半始退，热时头部有汗，大便微溏，脉细数，一息六至。

诊断：平素体弱，复加小产过劳，势必导致阴阳两伤，尤以阴伤较甚。阴虚不能潜阳，故灼热渐重。复以郁怒伤肝，气不能舒，而见食少乏味，气虚无力等症。午后灼热，入暮尤甚者，与阴阳之偏盛偏衰有关。《内经》曰："旦慧昼安，夕加夜甚"。其他见症都属于阴虚血亏之象。断为虚羸灼热虚劳证。宜以滋阴养血、和肝健胃之法。

处方：生山药一两二钱，炒於术四钱，白芍四钱，黄芪二钱，甘草二钱，柴胡二钱，党参三钱，当归三钱，牛蒡子三钱，鸡内金三钱，玄参五钱，生地五钱。

水煎二回，分三次温服，一日服完。每日用生山药末四钱，和水蒸熟，加糖随意食之。

复诊：服二剂后，诸证见轻，常自汗出。按前方加山萸肉四钱，煎服如前。

三诊：按方已服三剂，咳嗽及灼热大见减轻，饮食渐增，脉稍有力，一息五至，腰部酸痛，仍难俯仰，按前方加减。

处方：生山药一两二钱，炒於术四钱，当归四钱，白芍四钱，生地四钱，山萸肉四钱，玄参三钱，党参三钱，没药三钱，川贝母三钱，甘草二钱，丹参三钱。

煎服如前。

四诊：连服六剂，腰痛及其他诸证已愈八九，遂制丸药服之。

处方：生山药一两二钱，枸杞子五钱，当归五钱，杜仲五钱，没药五钱，山萸肉八钱，生地四钱，白芍四钱，鸡内金四钱，茯苓四钱，玄参四钱。

共研细末，炼蜜为丸，重三钱，每日早、晚各服一丸。

药服尽剂，病遂痊愈。

按语：此证之阴虚与前案略同，惟当产后，且非经闭，故治法不同。虽亦重用山药，因气血两伤较重，故以参、芪佐之，复用生地、白芍、玄参等以滋阴退热。后方加没药、丹参，是在滋补剂中兼化瘀滞，以止腰痛。虽属虚痛，亦和产后停瘀有关，故兼而顾之，以防后遗他证。

头 痛

《素问·调经论》曰："血之与气并走于上，则为大厥，厥则暴死，气复返则生，不返则死"。尝读此节经文，虽知其证极为严重，其现何症状未曾经验，无从解索。嗣于临床之时，凡遇暴烈头痛、目胀、耳鸣、头目眩晕等症，其脉浮大弦硬者，初用龙胆泻肝汤及芎芷石膏汤等，治之不效，后于泻肝汤中去柴胡，加紫苏子、牛膝等兼降逆气，治之仍无效，甚感束手无策。闻西医同道有脑充血证，其症状与此相似，始恍然大悟"血之与气并走于上之大厥"的真相。人之气血，原相并重。前贤有云："气为血之帅，气行则血行"，未有脑部血充而气不充者，故经云："气复返则生，不返则死。"诚以气能复返则血随之而返，不致充而又充，故能得生。乃遵《医学衷中参西录》所载建瓴汤加减，重用敛降之品以引逆上之气血返而下行，收效甚捷。此证病因不一，兼证亦繁。有因肾气大虚，失其蛰藏之职，不能固摄收敛，以致厥逆上冲，使气血并充于头部，或其人素失保养，或年迈体弱，操劳过度，致得斯疾，于建瓴汤加枸杞、熟地、山萸肉等，敛降之中兼峻补肾气，以复其蛰藏之本，则血之与气自能下安故宅，不致上充而愈；或肾气既虚，复因肝气肝火妄动，挟冲脉之气上冲，使气血随之上逆而成者，必头胀痛剧烈，或兼呃逆胁痛等症，于建瓴汤加茵陈、桂枝等，用磨铁锈水煎之，治以舒和镇降，使引逆上之气血下行，不再上充而愈。兼证尚多，随证审辨，用药加减，庶不致误。

阳 亢 头 痛

刘×唐，男，56岁，职员。

二年前患头目胀痛，时发时止，渐次加重。近来有时痛不能忍，言语略有涩滞，手足渐觉不仁不用，大便二三日一行，饮食较少。脉多弦硬，左部尤甚，沉取稍弱。

诊断：脉象弦硬，左部尤甚者，以左候心肝肾之病。头目胀痛是肝胆之火挟气血上充，但未至充极，尚可医治，宜用镇降收敛之法治之。

处方：生山药一两，怀牛膝一两，生赭石末八钱，生石膏六钱，生牡蛎六钱，白芍四钱，柏子仁四钱，山萸肉四钱，生地五钱，丹参三钱，茵陈三钱，甘松三钱。

水煎二回，分三次温服。

复诊：连服六剂。脉弦硬大减，头痛减半，饮食稍加，大便二日一行。药既有效，仍照前方服之。

三诊：又服六剂，诸证已愈八九。遂制丸药服之，便于休养。

处方：生山药一两五钱，怀牛膝一两五钱，生赭石一两五钱，生龙骨八钱，生牡蛎八钱，白芍八钱，柏子仁八钱，山萸肉八钱，生地一两，丹皮五钱，茵陈五钱，朱砂四钱。

共研细末，炼蜜为丸，重三钱，早、晚各服一丸。

丸药服尽，诸证皆愈。诊其脉尚未十分柔和，可知病根未除。照前方又制丸药半料，服尽病愈，未见复发。

按语：阳亢头痛，是气血上冲之力过亢，下降之力较缓，致使升降失调。用赭石、牛膝以降下，龙骨、牡蛎以敛冲气，茵陈清肝火、和肝气，伍丹参、甘松者，以通经活络，予治其不仁、不用也。

眩　　晕

眩晕一证，多见于各类疾病之中。历代医家对本病的病因持有不同的见解。《内经》云："诸风掉眩，皆属于肝"；《金匮要略》云："心下有痰饮，胸胁支满，目眩"；朱丹溪说："无痰不作眩"；张景岳认为："无虚不作眩，当以补虚为主"。从历代各家学说可归纳本证的病机为肝肾不足、心脾亏虚、痰湿中阻等。在治法上，如肝肾不足引起风阳上扰的，宜平肝潜阳以治标；如髓海空虚，宜填精补髓以治本；心脾亏虚，宜调荣补血；湿痰的，宜健脾而化痰湿；痰火的，宜清火化痰。在临证上，三者常互见，宜随证施治，庶不致误。

眩晕兼呕吐

王×成，男，19岁，学生。

眩晕已二年，偶因着急上火，必然发作。重时不敢坐立，恐呕吐不止，甚感苦闷。某日眩晕较重，已三日未减，延为诊视。卧床不能起，起则天旋地转，不能支持，且频频呕吐，脉象弦数有力。断为肝胃蕴热相并上冲所致。治以疏肝降逆、清热利湿之法。

处方：胆草六钱，茯苓六钱，白芍六钱，怀牛膝七钱，生赭石七钱，法半夏七钱，青黛三钱，黄连三钱，滑石五钱，甘草四钱，天麻四钱，胆星三钱。

共研细末，分为二十付，日三次，每次一付。

复诊：三日内连服八付，即能起立，眩晕减轻，但仍稍有呕吐，能进粥食，脉仍弦数。改为早、晚各一次，每次一付。

三诊：药服尽，呕止能食，头脑清晰，不感眩晕。因患者苦于进药，停药调理而愈。

按语：《内经》曰："诸风掉眩，皆属于肝。"厥阴为风木之脏，少阳相火所居。风与火皆属阳而主动，风火相煽，则头脑为之旋转。肝积有火，胃蕴伏热，肝火伏热相并上冲，冲于胃则呕吐，冲于头则眩晕。故用清肝胃之热，兼降其冲逆之气。药证相符，收效甚速。

眩晕兼失眠烦热

杨×昆，男，43岁，工人。

头晕、记忆力减退已二年，伴耳鸣，失眠。延医诊治，症状未减，反而日渐加重，甚至耳聋，夜眠一二个小时，五心烦热，口干不渴，小便微黄，大便时溏时燥，脉象浮缓，沉取甚弱。断为痰湿中阻，湿郁化热所致。治以渗湿解热、和肝理脾之法。

处方：焦白术四钱，白芍四钱，清半夏四钱，桃仁四钱，瓜蒌四钱，茯苓八钱，泽泻三钱，猪苓三钱，胆草三钱，郁李仁三钱，知母三钱，青黛二钱。

水煎二回，分三次服。

复诊：连服五剂，耳鸣、烦热较前减轻，头脑清晰，夜间能睡四五小时。口不干，大便成形，脉稍有力。仍按前方加减。

处方：焦白术四钱，白芍四钱，清半夏四钱，柏子仁四钱，薏苡仁四钱，茯苓八钱，泽泻三钱，猪苓三钱，胆草三钱，栀子三钱，竹茹三钱，青黛一钱半。

煎服如前。

三诊：连服二剂，患者自觉症状较前更好。又继服七剂，能睡五六小时，烦热、耳鸣诸证悉除，脉象和缓。遂制丸药，以缓服之。

处方：焦白术五钱，於术五钱，清半夏五钱，柏子仁五钱，薏苡仁五钱，茯苓一两半，泽泻三钱，胆草三钱，炒栀子三钱，青黛二钱。

共研细末，炼蜜为丸，重三钱，早、晚各一丸。丸药服完，诸证悉平。数月后往访，病未复发。

按语：湿郁既久，则脾湿生痰，阻塞清道，清气不能升，浊气不能降，致升降失常，上冲头脑故眩晕。湿热郁蒸，肝脾受困，加以肝气郁、相火动，挟湿热上冲，相助为虐，故现五心烦热、耳鸣等症。肝既受燥，则血液妄行，夜不归舍，故失眠。处方五苓去桂，于渗湿之中兼能益脾；知、芍、柏子仁、胆草、青黛，于清热之中又能和肝；半夏、郁李仁降其逆气；佐以瓜蒌化其热痰。如是则能清升浊降，湿渗热除。

眩晕兼心悸失眠

金×先，男，29岁，工人。

初觉头脑不清，眩晕，渐次夜睡四五小时，未曾注意，继而渐重。医治经年，时轻时重。有时头痛，夜睡一二小时，甚至彻夜不眠，翌日则体倦神疲，时常健忘，心悸，恐惧，口干微渴，脉象沉缓无力，重按细弱。断为心脾不足，不能生血所致。治以养心安神之法。

处方：枸杞子四钱，山萸肉四钱，茯苓四钱，清半夏四钱，酸枣仁四钱，玄参四钱，麦冬四钱，生龙骨六钱，生牡蛎六钱，白芍三钱，生山药七钱，生赭石四钱。

水煎二回，分三次服。每服一次送朱砂末五分。

复诊：连服四剂，头脑渐觉清晰，能睡二三小时，脉象沉缓有力。仍按前方继服四剂，惟朱砂末改用三分，早、晚各服生鸡子黄一枚。

三诊：方服二剂后，自觉精神很好，眩晕减轻，心悸、恐惧诸证悉减。知药已中病，嘱其再服六剂。

四诊：夜间能睡五六小时，不觉眩晕。因病两年之久，内伤较甚，令服丸药以固其本。

处方：炒枣仁八钱，生山药八钱，枸杞子八钱，生龙骨八钱，清半夏六钱，茯苓七钱，生牡蛎五钱，麦冬六钱，朱砂三钱，茯神四钱，山萸肉四钱，橘红二钱。

共研细末，炼蜜为丸，重三钱，早、晚各一丸。丸药服尽，病已痊愈。

按语：劳倦思虑过度，必致耗伤血液，损伤心脾，心悸体倦；加以过劳生热，致心阳浮越，不得下潜于阴，则发失眠；心气虚复被热扰，故心悸不宁；虚阳上越则眩晕。故用养心宁神补敛之品，补益心脾，则病自愈。

眩晕兼失眠

王×民，男，24岁，工人。

初觉眩晕，渐则失眠，已一年矣，日渐加重，经医治无效，反而心烦，发热口渴，夜不能眠，脉象沉缓有力，左部兼弦。断为湿郁化热，阻扰心阳，不得下潜。治以利湿清热、降逆和肝之法。

处方：茯苓六钱，白芍四钱，天花粉四钱，泽泻三钱，胆草三钱，黄芩三钱，栀子三钱，清半夏三钱，青黛三钱，蔓荆子三钱，川芎二钱，甘草二钱。

水煎二回，分三次服。

二诊：连服三剂后，诸证均见减轻，夜间能睡二三小时，脉象同前。仍按前方服之，去蔓荆子，加生赭石末四钱，以降其逆气。

三诊：又服四剂，能彻夜安睡，但仍觉眩晕，病已愈七八。制丸药服之，以收缓功。

处方：茯苓一两，清半夏五钱，白芍四钱，泽泻四钱，胆草四钱，黄芩四钱，栀子四钱，青黛三钱，甘草三钱，焦术五钱，生赭石末四钱。

共研细末，炼蜜为丸，重三钱，早、晚各一丸。丸药服尽，病遂痊愈。

按语：脉沉缓有力、心烦发热、口渴，系湿郁化热之实证。左脉兼弦，肝胆亦有郁热。湿热郁于中焦，郁热阻扰心阳，不得下潜，故眩晕失眠。宜用清湿热之剂，佐以和肝降逆之品。药证吻合，切合病机，是以年余痼疾，一击而中。

眩晕兼头痛

韩×章，男，16岁，职员。

初觉眩晕，继则头痛，医治不应，渐次加重，甚则作呕，大便燥，尿色深黄，舌苔白厚微黄，口干微渴，脉象缓而无力。断为伏热与湿气相助为虐，上冲头部所致。治以渗湿清热之法。

处方：茯苓五钱，泽泻三钱，清半夏三钱，黄芩三钱，栀子三钱，白芍三钱，川芎三钱，茵陈三钱，连翘三钱，甘草三钱，胆草二钱，青黛二钱。

水煎二回，分二次服。

二诊：连服四剂，眩晕、头痛仍未减轻，脉浮大有力，舌苔黄厚。此乃湿气已解，而伏热勃发也。宜兼治其伏气之热。

处方：茯苓三钱，泽泻三钱，白芍三钱，茵陈三钱，黄芩三钱，栀子三钱，生石膏五钱，甘草二钱，川芎二钱，白茅根五钱。

煎服如前。

三诊：连服六剂，眩晕、头痛渐觉减轻，舌苔退去一半，脉已柔和。仍按前方服之，加青黛一钱半，生石膏改用六钱。

连服五剂，眩晕、头痛霍然若失，脉象和缓，黄厚之舌苔已失，饮食如常。停药调养而愈。

按语：此证乃伏气之热与湿气胶结而成。盖其人蕴有伏热，复因伤水停湿滞于三焦脂膜之中，久而化热，挟伏热上冲脑部而为眩晕头痛。故方用苓、泽、半夏以利湿，栀、芩、胆草、青黛以清热。恐病久耗阴，佐以芍、草以滋阴退热；芎、翘、茵陈以其能宣达伏热，又能疏散湿郁以除湿热。其湿热已除，而伏热又发，故脉由无力转为有力，舌苔由白转黄。在复诊时，按前方重用生石膏以清之，服至十剂始收显效，足见伏热深潜，不能骤解。生石膏善清伏热，足可证矣。

大 气 虚 陷

大气者亦名宗气，攸关人之生命。其气充则健，气伤则病。《灵枢·五味》说："谷始入于胃，其精微者，先出于胃之两焦，以溉五脏，别出两行荣卫之道，其大气之搏而不行者，积于胸中，命曰气海，出于肺，循喉咽，故呼则出，吸则入。"《灵枢·邪客》说："五谷入于胃也，其糟粕、津液、宗气，分为三隧，故宗气积于胸中，出于喉咙，以贯心脉，而行呼吸焉。"《灵枢·五色》说："雷公曰：人不病卒死，何以知之？黄帝曰：大气入于脏腑者，不病而卒死矣。"由此可知，大气是积于胸中，始能启肺脏橐籥之机而行呼吸，贯心肺而统血行。倘大气下陷，势必导致呼吸困难，周身疲倦，脉亦沉迟细弱，甚或肢体难支，昏然罔觉。在临床上有兼夹证候的不同，医者要善于辨证。

气 伤 虚 陷

唐×信，男，20岁。

体质素弱，负重远行后，自觉酸软无力，气不上达，呼气甚感困难。胸中沉坠，似有石压之感，稍一动作则气不足而作喘，头汗出。脉一息不足四至，寸部沉弱已极。

诊断：气不上达，胸中沉隧，乃胸中所积之大气，因劳力过度而虚陷所致。大气既陷，则不能正常行其呼吸作用，故呼气甚感困难；气不足不能上贯心脉，故脉现沉迟微弱；大气不敛，则头汗出。脉证合参，断为大气虚陷之证，治以升补之法。

处方：生黄芪八钱，知母四钱，桔梗三钱，柴胡二钱，升麻一钱。

水煎二回，分二次服。

复诊：连服二剂未效，是病重药轻之故，改用重剂。

处方：生黄芪一两五钱，党参五钱，知母四钱，天花粉四钱，柴胡三钱，桔梗三钱，升麻一钱半。煎服如前。

三诊：服二剂后，气息较壮，脉亦见起。按前方续服四剂，病愈强半。患者停药调养。

四诊：月余后，病复发，且增胸膈疼痛等症，按前方加治瘀之品。

处方：生黄芪一两五钱，党参五钱，天花粉四钱，乳香三钱，没药三钱，当归三钱，丹参三钱，桔梗三钱，柴胡三钱，山萸肉四钱，知母四钱，升麻一钱半。

水煎二回，分三次服。

五诊：连服八剂，病愈七八。照方加汉三七六钱，党参改用一两。制成丸药，每丸重三钱，早、晚每服一丸，间服汤剂。药服二十余日，病遂痊愈。

按语：初方系《医学衷中参西录》之升陷汤。连服二剂未效，于复诊加参，重用黄芪，其效始显。其服药之多，病程之长，系因患者停药之故，也与首诊处方药轻有关。学者应从中吸取经验。

大 气 下 陷

张×玉，男，32岁，工人。

素有胃病，适因工作过劳，初觉气不足用，其后病渐加剧，前来就诊。见其喘息而不息肩，呼气甚难，似不相续，胸中满闷，有沉坠感，大便微溏，小便频数，饮食甚少。脉象沉迟而弱，两寸尤甚，间有歇止。

诊断：此证之喘原非真喘，以不息肩为辨；胸中满闷，也非实邪之满，以沉坠不痛为辨。大便微溏，小便频数，脉来沉弱等症，系胸中大气下陷，不能内充所致。断为气伤下陷之证，治以补气升提之法。

处方：生黄芪一两，党参四钱，知母四钱，山萸肉四钱，柴胡三钱，桔梗四钱，升麻一钱半。

水煎二回，分二次服。

复诊：服三剂，诸证稍减，胸中不觉满闷，喘亦见轻，惟气息仍感不足，心中有时觉热。按前方加天花粉四钱。

三诊：连服三剂，诸证悉平，气力充足，脉也平复。照方又服二剂，调养数月，病遂痊愈。

按语：复诊时心中有时觉热，系服参、芪所生之虚热，用天花粉、知母以调之。本案与前案均系气伤下陷的重证，但前案有自汗出，较本案为重，用药剂轻，故治愈较缓；而本案始即重用参、芪，故收效甚速。

大气虚陷兼胸痛

徐×发，男，34岁，工人，沈阳大西关。

体质素弱，复因高度劳力，初觉气不足用，渐次加重，延医治疗月余无效，求余诊视。脉沉而细弱，气息不足，倦怠无力，稍一动作则汗出而喘。胸痛，有沉坠感，言语声微，饮食甚少。

诊断：胸痛为劳力过度伤及脉络，其离经之血瘀滞于胸膈所致。其他皆系大气虚陷所引起的证候。治宜升补大气为主，佐以化瘀之品。

处方：生黄芪八钱，党参四钱，升麻一钱半，柴胡三钱，桔梗三钱，当归三钱，乳香三钱，没药三钱，花粉三钱，知母三钱，丹参三钱。

水煎二回，分三次温服，日三次。

复诊：药服二剂，诸证减轻，但胸痛如前，诊其脉仍沉弱未起。将前方生黄芪改用一两，加土鳖虫一钱半以活血化瘀。

　　三诊：连服四剂，脉有起色，气力已充，胸痛亦减，惟动作时仍觉气不足用。断为大气仍未全复。照方加山萸肉四钱以敛气。

　　四诊：继服六剂，已趋痊愈。遂按后方制丸药服之，服未尽剂，已能上班工作。

　　按语：三案均用《医学衷中参西录》升陷汤加减治之，无不收效。其立方之纯，较补中益气汤有过之而无不及。

心　脏　虚　弱

　　心脏虚弱即心神不安。其病责在心脏，致病之因不外两点：一为因惊入胆，母令子虚，《内经》云："惊则心无所倚，神无所归，虑无所定，故气乱矣"；一为操劳过度，易伤心血，火为阳而生阴血，既赖阴血以养火，今血虚火旺，则神不安矣。虽病因不同，其主证大致相同。证现心悸不安，夜寐不宁，怔忡健忘，短气无力，甚或心热郁烦，惊惶不定等，并有邪正胜负而转变不同，致病情亦异。如心血不足者，其证心悸怔忡，面色无华，舌质淡红，脉象细数，治宜养血安神；阴虚火旺者，证现心悸健忘，头目眩晕，舌质红绛，脉象滑数，治宜滋阴清火；阳虚饮逆者，证现心悸头眩，肢冷面白，口渴不饮，脉象沉紧，治宜宣阳蠲饮；突受其惊者，证现惊悸烦乱，夜卧不宁，梦惊鬼神，脉象弦滑，治宜镇惊安神。但须结合患者正气之强弱、阴阳之盛衰及发病之新久，归纳分析，辨证论治。

心　悸

　　佟×之，男，48岁，职员。

　　两年来常觉心跳无力，初轻渐重。心悸，怔忡，神志不宁，食少，体倦。或操劳过度，或遇有音响，即惕然惊恐，其心跳更甚。脉浮濡，左寸脉较甚。断为久病虚损，致伤心气。治以滋阴理血、宁心安神之法。予定心汤加减。

　　处方：龙眼肉一两，酸枣仁六钱，山萸肉六钱，柏子仁五钱，生龙骨六钱、生牡蛎五钱，乳香一钱，没药一钱，茯神八钱，鸡子黄四枚。

　　水煎二回，分二次服。每次送服鸡子黄二枚。

　　复诊：连服五剂，诸证大减。按前方服之月余，共进汤药二十余剂。其病竟愈。

　　按语：本证由于操劳过度，心神暗伤，以致于有音响则觉心悸不安，甚则不能安眠。乃心阴不足，心阳独亢所致。故用滋阴安神之法治之，服药二十余剂，其病若失。

惊 悸

张×珍，女，27岁，家务。

素患心神怯弱，惊恐难眠，遇有音响，其证尤甚。脉象濡弱，不任寻按。断为气血亏损，心气不足，复受惊恐，而患斯疾。治以补正宁心、镇惊安神之法。

处方： 龙眼肉一两，酸枣仁五钱，山萸肉五钱，柏子仁四钱，生龙骨一两，生牡蛎四钱，乳香一钱，没药一钱，党参四钱，当归五钱，茯神八钱，鸡子黄一枚，朱砂三分。

水煎二回，分二次服，每次送服鸡子黄半枚，朱砂一钱五分。

复诊： 经服五剂，病愈过半，按前方继续服之。服至十剂，其病痊愈。

按语： 本证由于血不荣心，而神志不宁。主用龙眼肉、酸枣仁、柏子仁以补心气不足，辅以龙骨、牡蛎以定魂魄之失宁；佐山萸肉滋肾水以济心火，又能收敛耗散之心气；使药为乳香、没药，能引药入血，且能理血通经；加茯神、鸡子黄，能使心肾相交以安神定志。若心气过弱者加党参，心跳甚者加朱砂，心热甚者加黄连，心血虚甚者加生地、当归。

怔 忡

张×氏，女，28岁，家务。

产后两月，偶受惊恐，则心悸怔忡不宁，以至失眠，甚则彻夜不敢闭目。偶困极而寐，稍有音响，则蓦然惊醒，心即惕惕而跳。气乏无力，稍有劳作，则喘而汗出。脉象皆沉弱，左部尤甚。断为产后气血虚弱，突受外惊，而得斯证。治以镇惊安神、补气养血之法，佐以收敛之品。

处方： 山萸肉六钱，柏子仁五钱，酸枣仁五钱，党参四钱，当归四钱，生地四钱，茯神四钱，生龙骨八钱，白芍三钱，生山药八钱，玄参三钱，橘红二钱。

水煎二回，分三次服，每次送服散剂一付。

散剂方： 朱砂末三钱，酸枣仁三钱，生山药五钱，知母二钱。

共研细末，分为六付。

复诊： 连服二剂，夜能安睡二三小时，诸证皆减轻，其脉稍见浮数。按前方服之，玄参改用五钱，煎法如前。

三诊： 能彻夜安睡，不觉惊恐，心中安稳，气力充沛，脉象和缓。仍按前方加减。

处方：柏子仁五钱，酸枣仁五钱，山萸肉五钱，党参三钱，当归三钱，白芍三钱，节菖蒲三钱，玄参四钱，生地四钱，生山药六钱，生龙骨六钱，鸡内金三钱。

水煎二回，分三次服，每次送服朱砂末五分。

四诊：连服二剂，诸证悉除。更以补养心神之剂调之，以善其后。

处方：朱砂三钱，党参三钱，生山药三钱，节菖蒲三钱，当归三钱，玄参三钱，白芍七钱，酸枣仁四钱，山萸肉四钱。

共研细末，分为十付，早、晚各一付。

药服尽剂，病未复发。

按语：产后体弱，心血虚损，突受惊悸，自觉心中惕惕然而不宁，乃因心血不足，阴血亏损所致，血少则心失所养，神气不宁而心悸不安，甚至不敢闭目。《内经》曰："惊则心无所倚，神无所归，虑无所定，故气乱矣。"一般多用镇惊安神之品治之，亦能奏效。但不如重用山萸肉、酸枣仁、柏子仁、参、归、龙、牡等，以培其本。朱砂镇惊安神，系治标之品。标本兼顾，疗效始著。

失　　眠

金×先，男，29岁，职员。

公务繁忙，不得休息，三年以来，自觉过劳伤神，心气衰弱。时常心惊，怔忡，心热，口干，失眠，甚则彻夜不眠，疲惫殊甚，脉象浮濡微数。治以养阴清热、镇惊宁神之法。

处方：酸枣仁八钱，知母三钱，茯神四钱，川芎二钱，柏子仁四钱，茯苓四钱，朱砂末一钱，麦冬四钱。

水煎二回，分二次服，每次送服朱砂末五分，每日中午服朱砂安神丸一剂。

复诊：一周内连服四剂，诸证稍见减轻，脉亦较前有力。按前方继服二剂。

三诊：心神安稳，夜能入睡，脉象稍弱。遂制丸药服之。

处方：酸枣仁一两八钱，知母六钱，茯神八钱，川芎四钱，柏子仁八钱，茯苓八钱，麦冬八钱，朱砂末五钱。

共研细末，炼蜜为丸，重三钱，早、晚各一丸。

丸药服尽，病已痊愈。后访未见复发。

按语：用温胆汤、酸枣仁汤加减，佐以朱砂安神丸治疗失眠证，用药十数剂，均收效满意。其随证用药规律如下：若事繁过多，劳伤心气，自觉心悸不安，夜寐不宁，及气力衰弱，甚则彻夜失眠，用酸枣仁汤加减治之，佐以朱砂安神丸；若水停心下，呈现心悸、不寐、头晕等证，用温胆汤加减治之，佐以朱砂安神丸。

胃 脘 痛

王×良，男，34岁，工人。

素患胃病，已三年，不敢进食凉硬之物。时觉胃脘胀痛，堵塞感，呕逆，腹中窜痛。复因郁怒感凉，病势加重，医治数月不愈。食后作痛，剧时需服洋酒一酒盅始觉减轻，习以为常，延为诊视。见其步行伛偻，以手捧腹，觉有硬块堵于心中，胀闷，饮食日减。脉象沉弱短涩，一息不足四至。断为寒郁气滞，加以郁怒受凉而增剧。中气已伤，其病实中有虚。治宜攻补兼施之法。

处方：生黄芪四钱，炒於术四钱，茯苓四钱，莱菔子五钱，川朴三钱，陈皮三钱，白芍三钱，党参三钱，肉桂一钱半，公丁香一钱，干姜一钱，甘草二钱。

水煎二回，分三次服。每次送服散剂一付。

散剂方：舒肝散[1] 三钱半，党参一钱半，公丁香末八分。共研细末，分为三剂。

复诊：病减强半，自觉胃脘通顺，腹中已不窜痛，仍照前方继服三剂。

三诊：饮食已增，郁积全消。食后仍觉胃中不适，汤剂停服，继服散剂十二包，服尽病愈。月后追访，未见复发。

按语：治病辨识虚实，宜分清虚中有实，实中有虚，方不致误。本例三年宿疾，用攻补兼施之法，五剂而痛缓，调理旬余而愈。

噎 膈 反 胃

噎膈反胃二证，多谓大肠、小肠、胃腑，三阳热结，伤其津液，以致贲、幽二门日渐干枯。若郁结于上脘、食道间，阻碍饮食，致贲门不纳，则为噎膈；郁结于胃腑，接近幽门，致幽门不放，则为反胃。或反胃日久，气机有升无降，虽食道无有障碍，而饮食噎塞，亦艰于下行。考其病因，噎膈多属于热，但有虚实之分；反胃多系虚寒。故在治疗上，噎膈属于虚证，宜用润养，实证宜用疏通；反胃则宜温补。根据症状，随证施治。噎膈、反胃二证，甚难

---

[1]注：即《医学衷中参西录》之肝脾双理丸。万泽东将其变通为散剂，名舒肝散，见"附方17"。

医治，苟得渐愈，必须扶养胃气，调理饮食，以固疗效。

反　胃

张×经，男，36岁，居民。

患胃病已二年，延医诊治，时轻时重。近日来脘膈胀闷不舒，食后不过二小时必吐，甚至饮水亦吐。体瘦气弱，面色㿠白，小便少，大便秘结。脉沉而微弱，关脉有弦象，左关较甚。

诊断：本证系胃阳虚弱，不能腐熟水谷，胃失升降所致。吐久则胃乏水谷之养，不能充于脉，故六脉微弱。关脉有弦象者，显系肝胃挟冲气上逆，有升无降，可知中气大虚。治以补气、降逆、安冲之法。

处方：党参六钱，半夏八钱，当归五钱，生山药五钱，生赭石末一两二钱，竹茹三钱，橘红三钱，知母三钱，藿香二钱，吴茱萸一钱，黄连八分。

水煎二回，分三次服，每次送服散剂一付。

散剂方：党参二钱，生赭石末八钱，半夏四钱。共研细末，分为六付。

复诊：病大见减轻，进食未吐，脉亦见起，按前方续服二剂。

药尽证减，应再续服二剂，以固其效。因家境困难，未能再服。二月后到该村往访，见其身体已健，询知其病已愈。

按语：本证系由郁怒而得。肝胃气逆，失其升降，致使食入则吐，吐久则中气大伤。故用疏肝降逆补气之法治之，加左金丸之茱、连，尤增药效。先后四剂，诸证悉平，调理而愈。

噎　膈

展×氏，女，47岁，农妇。

素日体弱，家庭不睦，常多忧郁，加以家事过劳，初觉食物噎塞，艰于步行，继则虽粥汤亦难咽下，且常呕吐。大便三四日一行，身体瘦弱无力，脉象虚弱。断为脾胃大虚兼中气郁结，挟冲气上逆所致。治以补气、降逆、清痰之法。

处方：党参六钱，生赭石末六钱，天冬四钱，清半夏四钱，知母四钱，肉苁蓉四钱，当归三钱，生山药六钱。

水煎二回，分二次服。

复诊：连服三剂，病见好转，呕吐已减，仍按前方再服三剂。

三诊：呕吐已止，能稍进粥汤，大便一二日一行，脉仍虚弱。仍按前方治之，党参改用五钱，加龙眼肉五钱。

四诊：连服八剂，已不呕吐，且能食干饭，不觉噎塞，大便日一行，脉见起。病愈八九，遂制丸药服之。

处方：党参六钱，生赭石末六钱，天冬四钱，清半夏四钱，知母四钱，肉苁蓉四钱，当归三钱，生山药一两。

共研细末，炼蜜为丸，重三钱，早、晚各一丸。

丸药服尽，其病竟愈。

按语：本方系《医学衷中参西录》所载参赭培气汤加减，有降胃、清痰、润燥、生津之功。山药善于滋补，佐参能大建中气；赭石、清半夏能降逆止呕；肉苁蓉与当归、赭石并用，有润便通结之功。

噎膈 （食管癌）

李×元，男，51 岁，居民。

1956 年 8 月始患呕逆气短，胸部胀闷，四肢浮肿，医治未愈。近至 1957 年 3 月来诊。断为脾胃虚寒，冲胃之气上逆所致。用健胃止呕、降逆利湿等法，经治月余，四肢浮肿、气短胀闷等证皆愈。但呕逆不减，反而噎膈反胃，吐食不纳，脉沉细而涩。经医院 X 光检查诊为食道癌。治以破瘀血、化积滞之法。

处方：当归二钱，乳香三钱，没药三钱，丹参二钱，桃仁二钱，土鳖虫一钱半，山楂三钱，党参三钱，清半夏三钱，生赭石末五钱，三七粉二钱五分（分三包）。

水煎二回，分三次温服，每次送服三七粉一包。

复诊：连服三剂，噎膈如故，食后仍吐，但呕吐时必带小紫血块数枚，大便亦带有小紫血块，认为是服药后的良好反应。盖其瘀血积滞，已为药力攻溃，随上吐下便而排出，瘀滞化尽，排净而愈。按前方加鸡内金三钱，以助消化。

三诊：连服九剂，其瘀滞之排除始多渐少，饮食稍增，食后亦不呕吐，下行顺畅，病愈八九。仍按前方服之，继服四剂，其病痊愈。

按语：此证初诊不知是食道癌。据其所现症状：四肢浮肿、呕逆、气短、胀闷等，断为脾胃虚寒，冲胃上逆。治以温中健胃、制湿降逆之法，服药十余剂，四肢浮肿、气短胀闷等症悉除。但呕逆不减，呈现噎膈，反胃吐食，经医院 X 光检查，始诊为食道癌。遂改用破瘀血、化积滞之法，连服十余剂，其病始愈。方用当归、乳、没、丹参、三七等，化瘀滞而消肿胀；土鳖虫、桃仁、山楂、鸡内金等，破瘀血以除坚积；佐半夏、赭石降其逆气；用人参峻补，使瘀滞化而正气不伤。所谓有制之师，战无不胜。服药十余剂，能使瘀滞尽化，癌肿消除，病遂痊愈。

黄 病

寒温病发黄一证，分为阴阳两种。湿从阳化，湿热郁蒸，为阳黄，其色鲜明，脉缓大有力；湿从阴化，属于寒湿，为阴黄，其色晦暗，脉迟细无力。二者皆以内停水湿为主因。由于致病诱因不同，在《金匮要略》又有酒疸、谷疸、女劳疸及虚黄、急黄等之分。在治法上不外乎阳黄里实便燥者，宜茵陈蒿汤下之；无表里证，但热盛者，宜栀子柏皮汤清之。阴黄较重者，宜茵陈四逆汤温之；若寒邪较轻而水湿内盛，大便溏、小便秘者，宜茵陈五苓散利之。至于阴黄转为环口黧黑而出冷汗、阳黄呈现身体枯燥色如烟熏，其治效甚缓。

阳 黄

郑×忠，男，30岁，炊事员。

仲秋患黄疸证，周身面目皆黄，其色鲜明。尿赤，便燥，口干而渴，脉象弦数有力。断为热多湿少之阳黄，兼里实证。治以清热利湿之法，茵陈蒿汤加减。

处方：栀子三钱，茵陈四钱，白芍三钱，滑石二钱，甘草二钱。

水煎二回，分二次服。

另方：每午用大枣煮汁，服硝石矾石散九分。

复诊：连服三剂，面目及周身黄退已半。按前方减滑石，又连服三剂，硝石矾石散共服六付，黄疸全退，其病遂愈。

按语：本证系属阳黄，用清热除湿之法，辅以硝石矾石散治之，更能提高疗效。硝石矾石散方载《金匮要略》，为治女劳疸之方。用硝石矾石散治疗各种黄疸病，系业师张寿甫先生所主张。皂矾能控制水湿，火硝能消炎肿。若能随证辅以汤剂，其药效更加显著。

湿郁气滞发黄

郭×氏，女，41岁，农妇。

初冬与夫口角，怒后食凉，旋即入睡。翌晨觉胃脘部胀闷，不思饮食。经医治未愈，延为诊视。周身及目皆黄，已二日未食，胸脘胀满，烦闷，有时作呕，腹胀微痛，小便赤，大便日一行，舌润白腻苔，口中和，不渴，六脉沉细，一息不足四至，兼有涩象。

诊断：小便赤，似有湿热之象。从其脉沉细、舌润白腻苔、口中和、不渴、大便不燥来看，显系非湿郁化热而来，乃湿郁气滞，不能运行水分所致。

浊阴聚胃,而发烦闷作呕。治以疏肝理气、利湿之法。

处方:茯苓六钱,炒於术三钱,泽泻三钱,茵陈三钱,藿香三钱,半夏三钱,陈皮三钱,猪苓三钱,川朴二钱,生姜二钱,竹茹二钱,甘草一钱,紫苏叶二钱。

水煎二回,分二次服。第一次送服卫生丹一钱二分,第二次服汤剂时,送服藿香正气散二钱。

复诊:呕止,心不烦闷,仍觉胸脘胀满,不思食,脉稍有力。按前方服之,减竹茹,加莱菔子三钱。煎服如前,每次送服藿香正气散二钱。

三诊:脉仍沉细,但较前有力。胀闷已减,饮食少进,目及身黄已退。按前方加减。

处方:茯苓六钱,薏苡仁四钱,莱菔子四钱,炒於术三钱,茵陈三钱,泽泻三钱,陈皮三钱,半夏三钱,生麦芽二钱,厚朴二钱,藿香三钱,甘草一钱。

水煎二回,分二次服。每次送服舒肝散一钱半。

连服二剂,诸证悉平,饮食大增,调理数日而愈。

按语:本证系因肝气不舒,饮食失节,致使脾胃运化失常,湿郁气滞蕴结而发黄。木来乘土,每见胸脘胀满、食少等症。仅以小便赤白来辨寒热,未足置信。湿郁则小便少,蓄久则色变深,而现赤色。心烦闷,有时作呕,系兼有寒疫之气,故用卫生丹止呕,送服藿香正气散以芳香化浊,倍增药效。因其素日肝气不舒,服舒肝散以疏肝理气。用汤剂辅以三种散剂,收效较速。

肝胆郁热兼脾胃虚寒

徐×来,男,49岁,工人。

夏末,嗜食瓜果,觉身体沉重,酸软无力,饮食渐减,食少胀闷。十数日后,目黄,继则颜面周身皆黄。胃脘部觉有堵塞感,小便短赤,大便色微白,日一行。心热,口干微渴,但不多饮,常觉满闷。脉象右部沉弱,左部沉弦,一息近五至。

诊断:脾胃伤于寒湿,故右脉沉弱;肝胆伏有郁热,则左脉沉弦;脾虚寒湿内蕴,则症现食少胀闷等;胆为少阳,中藏相火,复蕴有郁热,致使胆汁不按常规流行,则大便色白,溢于肌肤则周身发黄。治宜温中健脾、利湿清热之法。

处方:炒於术四钱,茵陈四钱,茯苓六钱,川朴三钱,生姜三钱,栀子三钱,陈皮三钱,泽泻三钱,半夏三钱,猪苓三钱,竹茹三钱,赤小豆五钱。

水煎二回,分三次服,日三次。

复诊:连服二剂,胃脘胀闷堵塞感渐轻,小便赤,饮食渐增,脉亦稍起,惟黄未退。本证湿热内蕴，胆汁妄行，非一日酿成，黄疸亦难一日消退。正如《金匮要略》云："黄疸之病，当以十八日为期，治之十日以上瘥，反剧为难治。"按前方加减。

处方：炒於术四钱，茯苓四钱，茵陈四钱，陈皮三钱，泽泻三钱，猪苓三钱，清半夏三钱，生麦芽三钱，川朴二钱，栀子二钱，生姜二钱，赤小豆五钱。

水煎二回，分二次服。

另方：每午服硝石矾石散一付，每付八分，用大麦煮汁送服。

三诊：连服三剂，大便色已微黄，小便稍黄，量多。周身之黄已退，惟面目黄尚未消退。饮食大增，不觉胀闷，脉亦见起。按前方服之，去生姜、栀子。煎服如前。

四诊：连服三剂，诸证悉平。惟目尚有微黄，小便量多，嘱其停药调理。一周后复访，饮食正常，目黄已退，病遂痊愈。

按语：发黄皆由于湿，与脾胃关系密切。系由脾失健运，湿遏于中，胆汁为湿所阻，不能按常规流行，溢于肌肤所致。但亦常随人体阴阳之盛衰，而有湿热（阳黄）、寒湿（阴黄）之分。在治法上宜清热利湿，或温阳化湿。本例系肝胆郁热兼脾胃寒湿所致，属于阳黄范畴。方用术、苓、猪、泽、赤小豆健胃利湿，姜、朴温中通阳，茵、栀、竹茹清肝胆之热，夏、陈理气降逆兼化湿郁。温中利湿兼清肝胆之热，辅以硝石矾石散，能使肝脾双理，湿热兼治，故收效甚速。

呃　　逆

王×清，男，67岁，职员。

因处境不顺，于一月前时发呃逆，未加注意。复受惊惧，呃逆遽然加重，影响睡眠，夜不能寐。气弱神疲，食少体倦，以致卧床不起，延于诊视。口干微渴，大便二日一行，脉象浮弦无力。断为中气虚弱，加以肝肾阴亏，相火上逆所致。治以疏肝补肾化滞之法。

处方：党参一两，生赭石一两，牛膝五钱，白芍五钱，生山药五钱，白茅根五钱，麦冬五钱，当归四钱，清半夏三钱，柏子仁五钱，紫苏子五钱，甘草二钱。

水煎二回，分三次服，每次送服舒肝散一付，每付一钱二分。

复诊：连服二剂，气息较充，呃逆见轻，夜能入眠，饮食渐进，亦能起坐，脉弦稍数有力。按前方继服一剂。

三诊：服药后，下大便一次，黏腻有臭味，饮食渐增，呃逆亦停，仅食后有时呃逆，睡亦安稳，脉象和缓。

处方：党参八钱，生赭石末八钱，生山药五钱，怀牛膝四钱，白芍四钱，柏子仁四钱，麦冬四钱，山萸肉四钱，当归三钱，清半夏三钱，紫苏子二钱，甘草二钱。

煎服如前，每次送服舒肝散一钱。

连服三剂，诸证悉除。粥食调理，旬日而愈。

按语：呃逆一证，古名为哕。其较轻而实者，由于肝气滞逆；其较重而虚者，由于大气虚衰；或因肾气大伤，不能纳气归原而成。本例肝气不舒，逆气上干，加以中气衰弱，复受惊恐，惊伤神气，恐伤肾精，神气伤则涣散不收，肾精伤则不能纳气归原，且虚者自虚，逆者自逆，故证现气不续息，呃逆连连。当于滋阴补气之剂，佐以疏肝降逆平呃之品。故方中重用党参、生赭石。因参得赭石补而不升，赭石得参降而能补，相辅相成，应手奏效。

腹　　痛

腹痛指痛在胃之下部、脐周围及少腹部而言，不包括因其他疾病（如吐泻、痢疾、癥瘕、妇科病）而引起的腹痛，是以单独出现的腹痛而言。其原因不外乎寒、热、食、虫、气等。在辨证上必须分清寒、热、虚、实。腹痛拒按，或食后痛甚者，属实；喜按，或食后痛减者，属虚；走窜不定，散者痛减，聚者痛甚，属气；痛处不移，按之有块，属血；肠管膨起，手按则痛，属食；腹中起包块，痛而能食，属虫。再辨新痛、久痛；在脏、在腑，或在经络。经曰："通则不痛，痛则不通"。在治疗上，宜辛散温通，初用通腑，久用通络。

气滞热郁腹痛

王×兰，女，10岁，学生。

素日多郁，好哭易怒，经常腹微痛，时愈时发。未便蛔虫，未有吐蛔虫史。此次腹痛加重已三日未缓解，延为之诊视。口干渴，舌苔白厚，便燥，尿赤，脉弦数。断为气滞热郁腹痛，治以疏肝化滞、和中理气之法。

处方：白芍五钱，白茅根五钱，川楝子四钱，丹皮四钱，乳香三钱，没药三钱，当归三钱，丹参三钱，莱菔子三钱，桂枝二钱，沉香六分，甘草一钱。

水煎二回，分三次服，一日服完。

药尽霍然而愈。

按语： 患者素日好哭易怒，久则肝气怫郁，滞积化热。蕴热内伏，而现口干而渴，便燥尿赤。方内重用白芍、川楝子、丹皮以泻肝经之热；佐以乳、没、丹参，通经活血；白茅根以透脏腑郁热；莱菔、桂枝、沉香以疏肝理气，一剂而愈。若误认为食滞肠胃，以泻下之法治之，病势加重，贻害非浅，不可不慎。

阳明腑实腹痛

王×生，男，5岁。

平素饮食不知饥饱，日久则自觉手足心热，渐次食少，便燥。于五月某日食后突然腹痛胀满，拒按，不吐，身热，但不恶寒，口干渴，舌苔白厚。断为宿食壅塞，阳明腑实证。用承气汤加味。

处方： 厚朴一钱半，枳实一钱半，莱菔子二钱，黄芩二钱，连翘二钱，芦根三钱，甘草一钱，大黄三钱，芒硝一钱半。

先将前七味加水三碗，煎减一碗半，遂入硝、黄，再煎三沸，分二次服。若头服后，连便二次，即停后服。

复诊： 服后片刻，腹中雷鸣，下大便一次，腹痛减轻，遂连二服，大便二次，泻出积粪甚多，间有黏滞之物。其痛若失，胀满亦减，但身还有微热。腹已不痛，未有硬块，尚觉胀满，口干不渴，舌苔白润，脉稍数。肠胃尚有余热，仍按前方加减。

处方： 厚朴一钱，枳实一钱，莱菔子二钱，黄芩二钱，连翘二钱，芦根三钱，甘草一钱，大黄二钱，芒硝一钱半。

煎服如前。

服后热退胀消，诸证悉除，先后二剂而愈。

按语： 本证系阳明积热兼宿食停滞，壅塞肠胃，而为阳明腑实、郁积胀满之证，宜用攻下法。本例以五岁之幼儿，用此承气重剂，二剂而愈，是遵《内经》"热淫于内，治以咸寒"之旨。所谓有故无殒，有斯证即用斯药，辨证分明，方不致误。

食滞腹痛

安×魅，男，52岁，农民。

正月某日，晚餐黏饭，夜深外出，又感寒凉，归后即觉腹痛胀满，未至黎明，腹痛较甚，痛不能忍，迎为诊治。神志瞀乱，言语謇涩，四肢厥冷，腹痛胀满甚剧，脉象沉涩。断为食滞寒凝，积于肠胃。治以温中化滞，佐以疏肝调气之法。

处方： 厚朴三钱，桂枝尖三钱，陈皮三钱，白芷三钱，藿香三钱，生姜三钱，清夏三钱，木香二钱，莱菔子五钱，甘草一钱。

水煎二回，分二次服。

散剂方：舒肝散四钱，砂仁二钱，丁香六分，肉桂一钱。共研细末，分为三付。先服一付，用姜汤送下，余二付随汤剂送服。

复诊：神志清醒，语言清楚，腹痛减轻，仍觉微胀，脉亦见起，按前方继服一剂而愈。

按语：本证系食滞寒凝积于肠胃，致生腹痛胀满；气滞不能畅达四末，故现四肢厥冷；气滞上逆，扰及心包，故言謇瞀乱。若凝滞过甚，则其气化升降失常；气机不运，则九窍将闭，病势危殆。亟以温中化滞之法，佐疏肝调气之品以治之，方能收效。

气 滞 腹 痛

张×绪，男，44岁，农民。

平素情志郁闷。于某日午食冷饭过量，未经傍晚，即觉腹痛胀满，延至午夜，竟不能忍。延医治之，二日无效，病势如故。医者说肠已化脓，非手术不能挽救。家人恐惧，乃商治于余。见其腹胀如鼓、痛不可忍、拒按，有时稍轻，不敢进食，舌苔白厚微黄，脉象滑数，沉分稍弱，左关略弦。断为气郁生热，加以宿食停滞，中气不运所致。治以疏肝理气，调中化滞之法。嘱服后无效，另请高明。

处方：白芍一两，莱菔子五钱，香附五钱，川楝子三钱，乌药三钱，玄胡索三钱，槟榔三钱，陈皮三钱，厚朴三钱，枳壳三钱，木香二钱，甘草二钱。

水煎二次，分三次服，隔二小时一次，于凌晨一时服尽。

复诊：患者腹痛、胀满均见减轻，可在室内散步，能少进粥汤，脉象弦滑，较为和缓。药既中证，仍按前方加减。

处方：白芍一两，川楝子三钱，乌药三钱，陈皮三钱，枳壳三钱，藿香三钱，香附五钱，玄参五钱，木香一钱，紫苏叶三钱，厚朴二钱，甘草二钱。

水煎二回，分三次服，早、晚各一次。连服三剂而愈，经数日调养，精神始复。

按语：从症状来看，腹胀如鼓、痛不可忍、拒按，颇似承气证。医者用攻下之法治之，甚为适宜。但从其脉沉分较弱，病仅三日，腹痛有时减轻来看，尚未成实，故不能即行攻下。系为肝气郁结，蕴有伏热，宿食停滞，致使气食相凝，中气不运，气结腹痛。医者不察，骤用攻下之法，则必变证百出。

气 滞 腹 痛

钱×和，男，63岁，农民。

因愤怒未解，又食凉饭，初觉腹痛，大便滞涩，迁延日久，病遂加剧。心下至少腹胀闷而痛，大便艰于下行，虽滞涩而微溏色黑，日三四次，每次须二十多分钟，所便无多，或欲便而无便，但不里急后重。不发热，舌无苔，口不渴，少进饮食，脉象坚牢，沉极有力。断为肝气郁滞、中寒凝固所致。治以疏肝化滞、温中之法。

　　处方：当归五钱，乳香五钱，没药五钱，山楂五钱，丹参五钱，白芍五钱，香附三钱，莱菔子三钱，茯苓三钱，藿香三钱，五灵脂三钱，肉桂二钱。

　　水煎二回，分三次服。每次送服舒肝散一钱二分。

　　复诊：服二剂后，腹胀痛减半，大便日二行，不甚滞涩，色亦不黑，不见牢脉，仍有力而略数。系寒凝已化，气血之滞瘀未除，按前方加减。

　　处方：当归四钱，乳香四钱，没药四钱，丹参四钱，白芍四钱，香附四钱，山楂五钱，莱菔子三钱，藿香三钱，五灵脂三钱，茯苓三钱，川芎三钱。

　　煎服如前，每次送服舒肝散一钱二分。

　　三诊：腹不胀痛，大便通顺，日一行，饮食渐增，脉象和缓。

　　处方：舒肝散三钱，当归末二钱，莱菔子末二钱。

　　共研一起，分为三付，早、晚各一付，药尽病愈。

　　按语：肝气郁结，加以饮食停滞，寒凝郁闭于中下二焦，气化被阻，不得宣通运行，故现沉数有力之牢脉，及胀痛、便涩等症；大便色黑，兼有湿郁腐化所致。此证非痢，但与痢证有异病同源之处，辨证精确，治无遁遗。

寒 积 腹 痛

　　宋×发，男，14岁，学生。

　　患腹痛历时已三年，时好时发。所服药物多温中开郁之品。药证相合，但终未收效。腹痛渐渐较前加重，但不呕吐，得热痛减，遇凉则甚。时值盛暑，某晚突然腹痛增剧，辗转反侧，夜不得眠，食少便溏，腹不胀满，脉象沉弦。断为寒积凝郁，不得宣行，而致腹痛缠绵不已。治以温中化滞、益气健胃之法。

　　处方：党参三钱，炒於术三钱，当归三钱，乳香三钱，没药三钱，丹参三钱，莱菔子三钱，干姜三钱，附子三钱，肉桂二钱，茯苓四钱，陈皮二钱。

　　水煎二回，分三次服，每次送服散剂一付。

　　散剂方：舒肝散三钱，肉桂三分，炒於术一钱，鸡内金八分。共研细末，分为三付。

　　复诊：连服三付，散剂九付，腹痛大减，但尚有微痛，饮食知味，睡眠安稳，脉象和缓。仍按前方服之，肉桂改用一钱，再服一剂则腹痛若失，嘱其调养而愈，其病久未复发。

按语：本证系属虚寒腹痛，时值盛暑，以十四岁之幼童，竟能经得起桂、附等热药重剂，是在意料之外。连服四剂，药中病除。盖药以胜病为准，不分年龄与季节也。

阳 虚 腹 痛

蔡×兴，男，31岁，工人。

小腹痛已三年。初觉遇凉则痛，痛甚则上及脐部，时痛时止。先后虽经医治，诸证未减，因此时治时辍，延至于今。近来少腹疼痛加剧，左下腹部尤甚，喜按，遇凉则甚，呃逆，腹满不舒，脉象沉迟无力兼弦。断为寒瘀经络导致腹痛。治以温养气血、活络化瘀之法。

处方：苍术三钱，党参三钱，干姜三钱，白芍三钱，香橼三钱，陈皮三钱，小茴香三钱，吴茱萸一钱半，甘草一钱半，丁香一钱半，肉桂二钱，当归四钱。

水煎二回，分二次服。

复诊：连服四剂，虽腹痛胀满稍减，但诸证悉存，脉象沉弦，按前方加减。

处方：党参三钱，干姜三钱，白芍三钱，香橼三钱，小茴香三钱，吴茱萸一钱半，甘草一钱半，丁香一钱半，肉桂二钱，当归四钱，厚朴二钱。

煎服如前。

三诊：又服五剂，腹痛、胀满已减大半，呃逆已止，但脉仍有弦象。遂改用当归生姜羊肉汤加味治之。

处方：当归八钱，生姜一两，羊肉半斤，桂枝尖三钱。水六碗，煮至羊肉熟时，分三次服，日三次。两周内连服六剂，诸证悉除，调养而愈。

按语：《金匮要略》云："脉双弦者寒也"。其人脉左右皆弦，且沉迟无力，遇寒腹痛较甚，痛时喜按，证属虚寒。断为寒瘀经络，不得宣行，而致腹痛，以温中化瘀之法治之。药证相合，定收显效。先后服药九剂，虽腹胀痛减半，但脉象仍弦，因其人病久内虚，改用当归生姜羊肉汤加味治之。羊肉有滋补之力，当归行血而能养血，生姜散寒开瘀，加桂枝能宣发肾中阳气。古方今用，能补血行血，散寒开瘀，兼顾无遗。

气 滞 积 痛

赵×银，男，33岁，居民。

患腹痛宿疾已七八年，每年发作数次。偶因受凉或动怒，痛必发作。此次又复发作，腹甚痛，胀闷，有堵塞感，饮食难下，脉象弦而有力。断为气滞积痛，予化滞丸一丸。

处方： 巴豆霜二钱，皂角二钱五分，三棱二钱，莪术二钱，木香二钱，丁香二钱，大黄二钱，半夏二钱，沉香二钱，没药二钱。

共研细末，炼蜜为丸，匀为二十五丸。

复诊： 服药一丸后，下大便一次，痛减思食。隔日再予服一丸，下大便二次，其痛遂止。

霍　　乱

霍乱一证，是指一般急性发作的腹痛吐泻，因胸闷烦扰中焦所致，与现代医学的"真霍乱"是有区别的。《素问·六元正纪大论》曰："太阴所至为中满，霍乱，吐下，有土郁之发，民病呕吐霍乱注下。"说明本证多为内伤生冷，饮食过多，致使脾胃功能失调，气不得升降而成。症现：烦满腹痛，身热头痛，上吐下泻，口渴肢冷。临证时必辨识病之寒热，兼夹暑、风、湿、食之不同，及邪正之消长。在治法上或祛邪、或扶正。邪祛则肠胃不受扰，其证自愈。

脾湿食滞

万×贵，男，27岁，农民。

体素健壮，田间劳动。因天气炎热，多食水果，夜半自觉腹痛，恶心，上吐下泻，至黎明已五大次，其味秽臭难闻，口干渴，饮水即吐。已延医针刺中脘、尺泽、十宣、委中等穴，病稍减，随又延余诊视。其脉已伏，异常细弱，爪红，尿赤，眶陷，抽搐，四肢厥冷。断为湿热内郁，饮食停滞，证属危殆。以养胃、利湿、清热之法。

处方： 晚蚕丝三钱，木瓜三钱，大豆芽四钱，薏苡仁四钱，黄连一钱，滑石二钱，清半夏二钱，酒黄芩二钱，吴茱萸一钱，山栀一钱半。

水煎二回，分三次，稍凉徐服。

另方： 卫生丹一钱，童便送服。

复诊： 先服卫生丹一钱，服后即吐，再服又吐一半，三服未吐；次服汤剂。先后三小时服完汤剂一付，卫生丹三付。证有转机，病已安稳，抽搐、肢冷已见好转，吐泻稍减。仍按前方加减。

处方： 蚕沙三钱，木瓜二钱，薏苡仁五钱，清半夏三钱，滑石二钱，甘草二钱，焦栀二钱，黄芩一钱半。

煎服如前。

连服二剂，吐泻俱止而痊愈。

按语：本例霍乱属湿热，由于湿热内郁肠胃，加以多食瓜果，停滞而发。吐则胃气上逆，泄则脾气下陷。湿热壅闭于经络，致气窒塞，脉道被阻，故现肢冷及脉伏之象。若持续吐泻，其后果堪忧。从其症肢冷、脉伏、眶陷来看，极似虚寒；从口干渴、尿赤来看，则辨出与虚寒吐泻之不同，系热多湿少。故先用卫生丹通窍止呕，再服养胃清热利湿之剂，使患者转危为安。一剂轻，二剂愈。

寒 湿 气 滞

陈×氏，女，43岁，家庭妇女。

怒后受凉，腹痛，一日吐泻五六次，已三日。不敢进食，食即吐泻交作。渴而喜饮，但饮后即吐。舌干而黏腻，似苔非苔，脉虚数有涩象。断为气滞不舒，复感寒湿。治以芳香化湿、和胃舒郁之法。

处方：薏苡仁五钱，法半夏四钱，蚕沙四钱，苍术四钱，藿香三钱，生姜五钱，酒黄芩三钱，紫苏叶二钱，陈皮二钱，川朴二钱，甘草二钱，茯苓三钱。

水煎二回，分三次服。

复诊：诸证较前大减，吐泻日仅一二次，知味能食，脉近平和。按前方继服二剂而愈。

胃 伤 停 水

徐×有，男，30岁，农民。

田间劳动，暑热难忍，多饮冷水，数小时后身热，不恶寒，头痛，恶心，遂即吐泻交作，日十余次，脉缓大无力。断为湿郁水停，寒凉伤胃。治以和中、利湿、行水之法。

处方：苍术三钱，藿香三钱，川朴三钱，清半夏三钱，猪苓三钱，泽泻三钱，紫苏叶三钱，陈皮三钱，白芷三钱，茯苓五钱，甘草二钱，生姜一两。

水煎二回，分三次服。

复诊：诸证较前大减，吐泻日仅二三次。按照前方继服二剂而愈。

按语：陈、徐二案，一为寒湿气滞，一为湿食困扰脾胃，均治以利湿行气和胃之法，用藿香正气汤加减。但陈案加蚕沙、生姜，能除腹内宿冷，止呕散寒；徐案加猪苓、泽泻，以渗湿利水，各有偏重。

脾 胃 虚 寒

王×文，男，44岁，农民。

因天热，多食瓜果后，饮食大减，复感风寒，遂觉腹痛，移时呕吐，恶寒战栗，但不发热，继而吐泻交作，医治无效，为之诊视。脉沉而微细，腹痛而硬，吐泻不止，口不干渴，舌无苔而润，神志不清，指甲青紫，四肢厥冷。断为寒温失调，脾胃受伤。急用生姜一两，煎汤送服卫生丹一钱二分，以开痰止呕。继以温中回阳之理中汤加减。

处方：党参五钱，干姜五钱，炒於术五钱，炙草三钱，川附子三钱，丁香五分，吴茱萸五分。

水煎二回，分二次服。

复诊：服后肢体渐渐转温，吐泻次数减少，能少啜粥汤。仍按前方服之，去吴茱萸，再服一剂，吐泻俱止而愈。

按语：本例霍乱属虚寒，系因感受暑热，复受风邪，以致寒温失调，邪阻中焦，气机窒塞不通，清阳不得升，浊阴不得降，已有阳虚欲脱之势。宜急以温中回阳的附子理中汤或四逆汤加减治之，能收全效。医者必须辨病识证，脉证合参，方能药中病证，霍然而愈。

霍乱一证，除内服药物治疗外，须辅以外治之法，其效更速。或放血，或针刺中脘、内关、承山、涌泉、委中、尺泽、十宣、足三里等穴。尤以素髎一穴，在鼻柱上端，刺三分，以通任督二脉，流通气血，为针治霍乱有效之穴。常辅以刮法，挑法亦可用，宜在病后或危笃时应用。霍乱病危时，患者肛门内部有大小不等的黑紫色泡，用针挑破，以棉花拭之，敷以雄黄末，火毒即解。

痢　　疾

《内经》云："诸呕吐酸，暴注下迫，皆属于热。"下迫与吐酸同言，可知其热必属肝经。仲景论下痢后重、便脓血者，详于厥阴篇中，以痢属肝经之旨。盖痢疾多发于秋季，以秋季金气旺而当令，金主收涩，而人之脏气，肝主疏泄，当夏秋之交，人多蕴有内热，则肝木乘热恣肆，当敛而不敛，肆其疏泄之力，挟热为虐，转为里急暴注之痢证；更于饮食起居之间，受有寒凉，肺金乘之，施其收涩之权，于是金木相犯，交迫于肠中，其痢证因势转剧。然痢之发生，虽由于金木相犯，实又为寒热交争之故。其治此证，大致可分为三期：

一、痢之初得，时下脓血，后重腹痛，而所下者，脓则甚稠，血则甚鲜。其脉滑实者，可治以小承气汤加白芍、甘草，以收涤肠化滞之功；其脉不实者，可治以化滞汤，即白芍、当归、山楂、莱菔子、甘草、生姜等。

二、若因失治而腹痛加剧，所下者杂以脂膜，其脉略数或稍虚者，治以燮理汤，即：生山药、白芍、金银花、牛蒡子、甘草、黄连、肉桂，以之燮理阴阳，交平寒热，预防肠中腐烂，恢复津液气化；但脉象有实热者，以燮理汤送服去皮苦参子仁[1]，以去血热而利肠澼。

三、腹中时时切痛，后重转甚，所下者多如烂炙，杂以脂膜，是其肠中已经腐烂，可以白头翁汤加减治之，以化瘀生新，治肠中腐烂，滋其久耗之津液，固其已虚之气。

实 热 痢

孙×琴，女，31岁，家庭妇女。

仲秋患痢三日，每日七八次，下痢脓血，黏秽恶臭，后重腹痛，其脉大而兼滑，舌苔黄厚，口舌干燥，饮水无多，小便赤涩。

诊断： 脉证相参，知系阳明胃腑，郁有实热而成。虽病仅三日，但郁热甚久，现阳明腑热之实证，故脉大兼滑，舌苔黄厚，投以清降化滞之剂，小承气汤加减治之。

处方： 厚朴三钱，枳实三钱，大黄四钱，白芍六钱，甘草二钱，栀子二钱，黄芩二钱。

水五碗，煎至两碗时，入大黄浸数分钟，再煎剩一碗半，分三次温服，二小时服一次。

复诊： 连服二剂，病见好转，诸证大见减轻，腹亦不痛，每日仅痢二次，稍带脓性物，已不见血。照前方将大黄改用一钱，余药各减一钱，继服二剂而愈。

按语： 此证脉来洪滑，舌苔黄厚，日痢七八次，黏秽恶臭，故断为阳明郁热之实证，以承气汤下其郁滞。大黄后入者，防减药效。

赤 白 痢

王×义，男，31岁，农民。

秋日患痢证，昼夜以继十余次，日渐加重，医治数日不效，至第八日求为诊治。脉来洪大，数近六至，但无滑象。所痢者赤白相杂，黏秽臭恶，带有脂膜，口干舌燥，饮水无多，小便赤涩，后重腹痛，气息甚弱。

诊断： 患者适在壮年，当郁热甚炽时，何以脉仅洪大，而无滑象？询知其人素日体弱，乃实中有虚，故现此种脉象。知其热郁胃腑，尚未成实。治以调阴阳、清郁热、滋阴化滞之法。

处方： 白芍八钱，生山药八钱，金银花五钱，牛蒡子二钱，甘草二钱，黄连一钱半，肉桂一钱半，白茅根四钱，去皮苦参子仁五十粒。

水煎二回，分三次温服，二小时服一次。先用白糖水送服苦参子仁二十五粒，汤药二服后，再服二十五粒。

复诊： 腹痛后重及其他诸证皆减轻，仍予前方服之。

---

[1] 注：此处苦参子即鸦胆子，万泽东沿用张易纯之误，误以鸦胆子为苦参所结之子。

三诊：腹已不痛，日间泻痢减去三四次，脉数减退，病愈七八。以前方加减，俾再服之。

处方：白芍六钱，生山药六钱，金银花三钱，白茅根五钱，牛蒡子二钱，甘草三钱，当归二钱，黄连一钱，肉桂一钱。

煎服如前，继服二剂，病遂痊愈。

按语：本方系《医学衷中参西录》所载之燮理汤，最能化滞开瘀，清热解痢，预防肠中腐烂，兼固下焦气化，乃痢证之有效方剂。

久　　痢

李×成，男，15岁，学生。

患赤痢年余，时轻时重，求为诊治。脉象数而无力，下痢脓血，杂以脂膜，兼有烂炙之物，且有腐败之臭，每日六七次，腹中时时切痛，食少渴饮，舌苔白而微黄，小便赤涩，身形瘦弱，不能起床。

诊断：此证经年不愈，内气已伤，故脉数而无力，不能起床。其所痢者，脓血相杂，有腐败之臭，腹中时时切痛，是其肠中已有腐烂之处，内热蕴结，血液损伤，故现此种脉证。以此邪实正虚，实难为力，特疏方试治。

处方：生山药一两，白芍六钱，甘草三钱，金银花三钱，当归三钱，滑石三钱，白头翁四钱，山楂三钱，沉香八分，黄连八分，肉桂五分，汉三七粉二钱，苦参子仁四十粒。

水煎二回，分三次温服，每次送服三七粉和苦参子仁。

复诊：连服二剂，所痢虽仍有脓血，但无烂炙，腐败之臭、腹中切痛等症已减过一半，复投以前方加减治之。

处方：生山药一两，白芍五钱，金银花三钱，山楂三钱，甘草三钱，白头翁二钱，黄连八分，肉桂六分，沉香八分，当归二钱，滑石二钱，汉三七粉二钱，苦参子仁二十五粒。

煎服如前。

照方服二剂后，其病节节渐退，继服三剂而愈。

按语：此证已经年余，气液大伤，故方中重用山药，以复其气液；归、芍、草，滋阴养血；沉、连、桂，燮理阴阳，调其肝气；金银花、山楂、滑石、苦参子、三七等，不但清热解毒，更能防止肠中腐烂。合而为方，乃起沉疴。

肝　病

诸气为病,《金鉴》言之甚详,各有治法。惟郁怒伤肝一证,较其他气病为多。方书多用香附、青皮、枳实、厚朴、延胡索等理气之品治之,愈者很少;亦有愈者,恒多转为怯弱等证。此等药物可暂用,不宜久服。盖肝之为病,多由郁怒而得,怒则伤气,气伤更不可用开破平泻之品,克伐太过,多生他变,不可不慎。肝病采用舒和滋养等法治之,愈者甚多,且无后遗之证。盖肝为将军之官,易动难静,中藏相火,为元气之萌芽。如情志不畅,肝失其条达之性,常横恣躁急,使一身之气化皆逆而不顺。其证似实,而实中有虚。治之者如骄将悍卒,须恩威并济,宜舒和滋养,不宜开破平泻。《医学衷中参西录》载有肝脾双理丸,变通为散剂,名舒肝散,随汤剂送服,治肝气诸病,莫不获效。若由于气滞郁塞而形气实者,则用开导之法。气逆上攻,胸膈胀闷,或痰壅喘嗽,或便,或呕哕,凡属于气之逆者,常用苏子降气汤加减治之。

肝气郁滞

王×来,女,25岁,家务。

产后20余日,郁怒后觉气逆上攻,胸膈胀痛,胃脘堵塞感,饮食少进,头晕痰壅,脉弦有力。断为产后内虚,肝气郁滞,逆气上攻所致。治以调气疏肝、降逆祛痰之法。

处方: 紫苏子三钱,当归三钱,陈皮三钱,清半夏三钱,桂枝尖三钱,白芍三钱,莱菔子三钱,乳香三钱,没药三钱,党参三钱,生赭石末四钱,厚朴二钱。

水煎二回,分二次服,每次送服舒肝散一钱。

连服三剂,诸证悉平,调理而愈。

按语: 怒则气上,肝气横逆,则胸膈胀痛;肝木乘脾,脾失健运,胃气失和而胃脘堵塞、饮食少进;积湿生痰,因痰阻气,则头晕痰壅。虽产后气虚,但仍属实证,用疏肝祛痰之法,三剂而愈。

气逆抽搐

张×祥,男,24岁,农民。

数日前与家人口角,怒气未伸,数分钟后突然身体仰卧,颈项强直,两目上翻,四肢抽搐,气息欲断,仅有微息。约三十分钟后,始渐苏醒,经十余分钟又复发作,其症如前。如此先后五六次,延为诊视。发作时其症同前,脉象似有似无；苏醒后，脉象弦细而弱。断为怒动肝火，躁急生风，乃类中之气中为病。以疏肝平缓之法治之。

处方：柏子仁五钱，桂枝尖四钱，当归四钱，白芍四钱，连翘三钱，薄荷三钱，甘草三钱，茵陈三钱。

水煎二回，分二次服。

另方：舒肝散三付，每付一钱半，先服一付，余二付用汤剂送服。

汤散剂服尽，其病若失，霍然而愈。

按语：发病时逆气上冲，排挤胸中之大气下陷，不贯心脉而行呼吸，故气息欲断，脉则似有似无。适大气陷后，蓄极复升，逆气渐息，乃得苏醒。继而逆气又冲，大气复陷，其病所以循环不已。本系肝气为病，多郁善怒易生本病。肝木失其条达之性，往往肝气横肆暴动，故现抽搐等症。《内经》曰："诸暴强直，皆属于肝"，肝气有余便能化火，肝火旺盛又能生风。在临证上每每错综互见，但他们之间各有主证，必须分别论治。本例用滋养舒缓之法平之和之，以顺其性，故收全功。方中重用柏子仁滋之养之，桂枝平之，归芍和之，连翘、薄荷舒之，甘草缓之，茵陈清之，使相火有所伏也。桂枝善能宣通表里，调和荣卫，又能疏肝平肝，能升能降，虽平肝而不伤肝，抑肝木之盛，理肝气之郁，故治肝气病多得效于桂枝。桂枝尚能引三焦之气下通膀胱，以利小便，但内有伏热及患血证者忌用。

气 郁 胀 闷

刘×泉，男，34岁，职员。

时常好气动怒，渐觉胀闷，胃脘堵塞，不时呃逆，心下横有硬块，时常作痛，每日进粥汤碗许，从不敢食稍硬之物及凉物，大便二三日一行，脉沉弱有弦象。断为郁怒伤肝，气滞不舒及脾胃衰弱所致。其脉弱、食少、消瘦，系脾胃虚衰已甚之象。肝气虽滞，应从缓治，以培土疏肝化滞之法治之。

处方：党参五钱，炒於术四钱，生山药四钱，当归四钱，桂枝三钱，白芍三钱，鸡内金三钱，茯苓三钱，陈皮三钱，厚朴二钱，甘草二钱。

水煎二回，分三次服，每次送服散剂一付。

散剂方：肉桂六分，甘草末一钱，白芍一钱半，厚朴一钱，当归二钱，冰片二分，炒於术二钱，鸡内金三钱，薄荷二分。

共研细末，分为六付。

复诊：服二剂后，胀闷减轻，脉稍有力，惟口干微渴，觉有微热。于前方加天花粉三钱，煎服如前。

三诊：于一周内连服三剂，诸证已减七八，惟心下积块未见消减。因积块瘀积日久，非一时所能尽消，遂制丸药服之，以收缓功。

处方：党参八钱，炒於术八钱，生山药八钱，白芍八钱，当归六钱，鸡内金六钱，三棱五钱，莪术五钱，肉桂三钱，厚朴三钱，甘草四钱，冰片五分，薄荷冰五分。

共研细末，炼蜜为丸，重三钱，每日早、晚各服一丸。

经服二十余日，心下积块已消，病遂痊愈。

按语：本例为肝气郁滞兼脾胃衰弱之证。脾弱又被肝木所克，既不能消化饮食，又不能运输精微。遵经"见肝之病，知肝传脾，当先实脾"之义而扶助脾气，使脾胃健壮，多进饮食，佐疏肝化滞之品而收效。

胁　痛

许×琦，男，34 岁，工人。

素有肝气病，左胁闷痛已三年，医以疏肝、平肝之药治之，未见著效。胁痛作止不常，近日加重，左胁病甚，右胁有时觉痛，以手按之则痛轻，不按则痛不可忍。体弱食少，面色㿠白，动则作喘，常自汗出，脉象虚弱，左部较甚。断为肝气不舒，肝阴不足，肝失濡养所致。治以养肝、通络、舒郁之法。

处方：山萸肉八钱，当归四钱，乳香四钱，没药四钱，丹参四钱，柏子仁四钱，白芍四钱，生龙骨五钱，生牡蛎五钱，生黄芪五钱，桂枝二钱，甘草二钱。

水煎二回，分三次服。

复诊：连服二剂，汗止痛减，脉象同前。因病久虚甚，药难胜病之故。按前方加减。

处方：山萸肉一两，生黄芪八钱，党参四钱，白芍四钱，当归四钱，乳香四钱，没药四钱，丹参四钱，柏子仁四钱，知母四钱，柴胡二钱，甘草二钱，鸡内金三钱。

煎服如前。

三诊：又服三剂，饮食渐增，手按之则胁痛大减，气息亦充，惟动作仍喘，脉始见起。药虽中证，但病势已久，恐难遽复。按前方续服七剂。

四诊：诸证悉平，其病已趋痊愈，惟脉象左部仍欠充实。遂制丸药，俾缓服之，以善其后。

处方：生黄芪一两五钱，党参八钱，白芍八钱，当归八钱，知母八钱，丹皮六钱，柴胡三钱，山萸肉一两五钱，龟板胶一两，鸡内金六钱，丹参六钱，甘草四钱。

共研细末，炼蜜为丸，重三钱，早、晚各一丸。药尽病愈。

按语：《内经》曰："邪在肝，则两胁中痛"，可知胁痛病变和肝经有密切关系，有外邪、血瘀、气滞、痰凝、肝肾阴虚之别。辨证精确，在治疗上方能有所遵循。前医所投方药，也都是从肝经入手，不是疏肝即是平肝，药不对证，知其病之不愈也。《内经》曰："怒伤肝"，是伤其肝经之气血也。体壮之人，因怒而肝气不舒，恒多郁滞；而体弱之人，怒而伤肝，则气血精神，亦必因之日见虚损，故呈现动则作喘、痛处喜按、自汗出、脉象虚弱等症，足证肝阴虚损，投以补肝之药，卒能奏效。方用参、芪，既能补益诸气，又能升补肝气；山萸肉酸敛，能治肝虚自汗、胁痛，为补肝之上品；柏子仁、归、芍能滋肝燥使之柔和，又能养肝血使之充润，如此补之、养之，肝阴虚损必能恢复；乳、没、知、丹、术、桂等佐使之品，或化瘀止痛、或调气舒郁、或和中健胃，降浊升清，汇集成方，连服十数剂，病未复发而痊愈。方书谓"肝无补法"，非见道之言也。

痹　　病

痹病总因外感风寒湿邪。其感受有偏轻、偏重的不同，分为行痹、痛痹、着痹，亦常见有热痹。其病多缠绵难愈，与人之体质强弱、阴阳盛衰有着密切关系。在治疗上，宜祛邪、通经、活络为主。但必须兼顾气候变化、个人体质及患病部位方能奏效。对风寒湿痹，着重风、寒、湿邪的偏胜，分别主次进行治疗；热痹分清病势轻重，用疏风泻热、育阴解毒之法。临证时，随其宜而用之。

寒　　痹

常×银，男，40岁，工人。

初觉足部串痛，渐次两手、肩、背皆痛，未治疗。月余后，觉右手足麻木，有时动作亦感困难，脉象弦缓。断为正气不充，寒邪留阻经络，而为痹证。治以补正驱邪、通经止痛之法。

处方：黄芪一两，炒於术五钱，当归五钱，桂枝尖三钱，陈皮三钱，白芍五钱，秦艽三钱，生姜二钱，土鳖虫二钱，乳香三钱，没药三钱。

水煎二回，分二次服。

连服六剂，病已大愈，右手足已活动自如。按前方制丸药服之，服尽病愈。

按语：《内经》曰："邪之所凑，其气必虚。"风寒湿邪乘虚侵袭，阻塞脉络，致使气血流通受阻，而成本证。本方系黄芪桂枝五物汤加味，加土鳖虫、乳、没能活血通络，散风止痛。所谓治风先活血，血行风自灭，故取效甚速。常用此方治痹痛、麻木、痿证。其证较虚，或实中有虚，虚中兼实者，用之皆效。风胜者加羌活、防风；寒胜者加姜、附；湿胜者加苍术、防己；有热者加知母等。

风　痹

张×武，男，24岁，商人。

经年腿痛，逐渐加重。现右大腿痛，环跳穴处痛之尤甚，手按则疼痛减轻，有时左腿亦觉疼痛，右脉大而涩，左脉弱而不起。断为风邪阻留及肝虚气滞，致使气血流通不畅，故现腿股部牵引痛。治以活血通经、养肝疏风之法。

处方：当归五钱，乳香四钱，没药四钱，丹参四钱，柏子仁四钱，山萸肉五钱，土鳖虫二钱，怀牛膝二钱，穿山甲二钱，桂枝尖二钱，明天麻二钱。

水煎二回，分三次服，每次送服散剂一付。

散剂方：三七粉三钱，虎骨粉二钱。共研细末，分为三付。

复诊：连服二剂，腿痛稍减，但左脉仍弱。按前方加黄芪四钱，鹿角胶四钱。

三诊：又服二剂，左脉见起，疼痛大减。将前方山萸肉改用八钱，黄芪改用六钱。

四诊：又服二剂，脉象始见正常，腿已不痛，防止复发，遂制丸药服之。

处方：山萸肉一两，黄芪八钱，鹿角胶八钱，三七粉六钱，当归六钱，乳香六钱，没药六钱，白芍五钱，怀牛膝五钱，桂枝尖四钱，炙虎骨四钱。

共研细末，炼蜜为丸，重三钱，早、晚各一丸。

药尽病愈，证未复发。

按语：左脉弱为肝虚所致经气不舒之象，故腿股牵引作痛，喜按者以援其舒；右脉大而涩，为邪阻经络气血运行之象。方用黄芪、山萸肉、柏子仁以补肝虚，加活血通络散风之品，以倍增其效。

热　痹

邵×云，男，40岁，农民。

季夏全身关节剧痛，红肿热甚，转卧不便，活动困难。延医求治，旬日无效，为之诊视。脉浮数，断为热痹。由于经络蓄热，又乘凉感寒，闭热持久，寒亦化热，积热蕴煽而致红肿热痛。治疗上，外则透发郁热，以排散诸邪；内则滋阴降火，以消肿解毒。

处方：一味木通汤二两，鲜茅根二两。

水煎二回，分二次服。

复诊：经服二剂，肿痛减半。将前方木通改为一两，又连服二剂，红肿热全消，仅有微痛，亦能活动。改用鲜茅根三两，分六次煎，每次送服归芍末

（当归、白芍等量）一付，每付二钱。服尽，诸证悉平，其病痊愈。

按语：热痹发病有缓急之分。如经络蓄热，风寒外束，闭热壅阻，其证发作较速；如风寒湿邪，郁久发热，其证发作缓慢。病因虽有别，而其主证相同。本证特点为红肿热痛，但遇冷则舒，甚易辨识。

痿　　证

何×仁，男，47岁，商人。

素日体弱不能劳动，动则无力而喘。秋季夜寝，未闭门窗，汗出受风，翌晨即觉两腿麻木不仁。某日外出小便，竟痿坐于地，从此不起。脉象浮濡，断为内虚兼风之痿证。治以养血、祛风、活络之法。

处方：生黄芪一两二钱，桂枝三钱，羌活三钱，防风三钱，白芍三钱，当归四钱，乳香四钱，没药四钱，知母四钱，威灵仙二钱，全蝎一钱，蜈蚣二条。

水煎二回，分三次服。

复诊：服二剂后，病见减轻。但两腿仍觉无力，不能动转，脉象如前。按前方又连服六剂，诸证已减七八，两腿渐觉有力，已能活动，但自己不能步行。嘱其停药调养，约有半月，行动如常而痊愈。

按语：痿与痹在临证上症状有些相似，但二者是有区别的。痿者痿弱纵缓而不能起立，《内经》所谓"弛长为痿"；痹者风、寒、湿三气杂至，合而为痹，周身肢节疼痛，其病缠绵难愈。在治法上亦不同，不能混淆，应当注意。

腰　　痛

风 寒 腰 痛

张×山，男，42岁，农民。

腰痛已半年，经治无效，其痛反而加重。现两足跟及两股部亦痛。脉象稍迟，两关兼浮。断为肝肾阴虚，复受风寒侵袭所致。治以活血通络、祛风止痛之法。予加味活络丹加减。

处方：杜仲五钱，乳香四钱，山药四钱，当归四钱，丹参四钱，土鳖虫二钱，桃仁三钱，续断四钱，穿山甲三钱，桂枝尖三钱，干姜二钱，秦艽三钱。

水煎二回，分二次服。

复诊：连服五剂，痛减多半。将前方杜仲改用八钱，制丸药一料，蜜为小丸，每次三钱，药未服尽，病已痊愈。

按语：分析二脉，迟则为寒，浮则为风，风寒客居，致使气血瘀滞，经络受阻，其痛成矣。尺脉迟乃肾阳不足，关脉浮乃是肝气急。因阴器及股足系肝脉通行之路，故肝气急则下迫腰膝牵引作痛；腰为肾之腑，肾阳不足则寒凝涩而腰痛。可知肝肾素虚又感风寒而成斯疾也。

虚 寒 腰 痛

王×文，男，50，工人。

平素体弱，经常腰痛，已二年有余，时轻时重。因痛日久，致步行伛偻，腰膝疼痛。脉象沉弱，两尺尤甚。断为肝肾虚寒，腰膝疼痛。治以温补肝肾、强健筋骨之法。

处方：杜仲酒炒四两，菟丝子蒸熟三两，川断酒蒸熟二两，山萸肉二两，鹿角胶二两。

前四味共研细末，用鹿角胶化开作糊为小丸，每服三钱，日二次，食前服，每次用核桃仁一枚送服。

经服一料，病去七八，继配半料，其病痊愈。

按语：病历二年之久，肝肾已虚，以温补肝肾之丸药调治，以达久虚缓补之效。

破 伤 风

张×贵，男，48岁，农民。

坠马跌伤左额，当时出血甚多。数日后，伤口及额颊皆肿硬而痛，经医治一周，未见减轻，求为诊治。左额颊及创口肿硬痛痒，流稀水，牙关微紧，舌苔薄白，口干微渴，脉浮紧，有洪象。

诊断：左额颊及创口肿硬痛痒、牙关微紧，显系风邪从创口侵入经络，渐传入里，蕴热成毒所致。为破伤风之先兆，应及早治疗，否则角弓反张、口噤目斜，转为难治之证。急予活血疏风、化瘀解毒之法。

处方：天花粉六钱，连翘四钱，菊花四钱，当归四钱，乳香三钱，没药三钱，防风三钱，白芷三钱，甘草二钱，玄参五钱，全蝎一钱半，蜈蚣三条。

水煎二回，分三次服，日三次。

复诊：肿已见消，痛痒渐轻，牙关不紧，脉仍如前。按前方加重楼三钱，以消肿毒。

三诊：服二剂后，尚有微肿，但痛痒已止，饮食渐增，拟散剂服之。创口处按外科处理，上生肌散，贴膏药。

处方：天花粉四钱，重楼三钱，乳香三钱，没药三钱，当归三钱，连翘三钱，菊花三钱，全蝎一钱，蜈蚣二条，白芷二钱，甘草二钱，冰片三分。

共研细末，分为十付，每服一付，早、晚各一次。

药尽肿消，创口渐敛，十余日后，创面结痂而愈。

按语：蜈蚣其性和平，功能搜风，并息肝风，通经络，是祛风之良药。本草谓之蜈蚣有毒，服之瞑眩，多年应用，未见服蜈蚣有瞑眩者，况蜈蚣与归、芪同用，俾风邪除而气血无伤，实为治此证最安全之效方。

痫　　证

贾×文，男，21 岁，工人。

过劳动怒后患痫证，三五日或十余日一发，发则两目上窜，昏迷痴呆，或紧闭其目，异常喘促，但手足并不抽搐，惟身体强硬，医治五月无效，求余诊视。脉象弦细有力，甫毕其证复发，症状同前，只觉醒后头沉眩晕，半日后方能清晰。

诊断：系肝气郁结、胆火冲动及痰涎壅塞关窍所致。肝失其疏泄之职，致胸中大气及诸脏腑之气无不冲逆，故喘急促迫，迨蓄极之时诸气复常，乃得以苏醒。况气逆则动火，火动则生痰，郁塞关窍，相助为虐，势所当然。治宜疏肝息风之剂，佐以清火、涤痰、降逆之品。

处方：当归四钱，乳香三钱，没药三钱，白芍三钱，钩藤三钱，天麻三钱，胆星三钱，薄荷三钱，节菖蒲四钱，全蝎二钱，蜈蚣二条，胆草二钱。

水煎二回，分三次服，每次送服散剂一付。

散剂方：朱砂一钱半，青黛一钱，冰片三分，薄荷冰三分。共研细末，分为三付。

三月后，其父因事来所，告之其子服药后，翌日清醒如常，休养数日已回厂工作，迄今三月病未复发，感谢不已。

按语：痫风与中风痉病相似，在临证时容易识别。本例患病五月之久，一剂而病除，殊感钦佩。

狂　病

杜×氏，女，25岁，居民。

两月前，因事和邻里口角，复与其夫反目，因而忧怒交迫，郁久为火，遂成狂病。发则精神错乱，高声骂詈，不避亲疏，遇人则打，夜间狂走，止则安宁，延为诊治。脉象滑数有力，烦躁，舌苔白厚、中心黄。

诊断：系怒动肝火，日久火郁痰凝，闭塞窍络，致神明浮越妄行，无所依附，呈现精神错乱的一系列证候。治宜降火涤痰、舒郁安神之法。

处方：大黄六钱，芒硝四钱，节菖蒲四钱，枳实三钱，半夏三钱，郁金三钱，茵陈三钱，栀子三钱，胆草三钱，胆星三钱。

水煎二回，分四次服，一日服完。每次送服散剂一付。

散剂方：朱砂二钱，冰片二分，薄荷冰二分，木香二分，硼砂一钱。

共研细末，分为四付。

复诊：下大便一次，诸证未减，脉象如前。仍按前方服之，大黄改用八钱，芒硝改用五钱，煎服如前，每次送服散剂一付，方药同前。

三诊：已不骂人，精神较前明了，也不狂走，下大便三次，量多，舌苔退半，脉已稍见缓和。仍按前方继服二剂，煎服如前，每次送服散剂一付。

四诊：下大便五次，神志大清，如常人无异，舌苔已无，近趋痊愈，但脉尚有郁象，系肝气未舒。恐病复发，因拟疏肝之方，俾令再服，以善其后。

处方：当归四钱，白芍六钱，朱砂三钱，川芎三钱，肉桂二钱，知母二钱，冰片五分，薄荷冰五分，生山药五钱。

共研细末，炼蜜为丸，重三钱，早、晚各一丸。

药尽病愈，后每遇之，犹称谢不已。

按语：癫狂系精神病的一种，其证候有痴呆、狂躁之不同。一般多认为癫属阴、狂属阳。本证辨为阳性狂证，因痰火所致，重用大黄，釜底抽薪，痰火祛而神志清。

遗　精

遗精（肝气横逆）

于×献，男，23岁，农民。

半月前，因气动怒，觉两胁痛，腹胀呃逆，但饮食如常。三日后，初觉气逆不顺，继则全身抖战，面赤耳热，神志不清，言语错乱，状如邪祟。四五小时后，上述症状才减退。此后夜睡必遗精一二次，如此已十余日，形体衰惫，不堪其苦，脉象数而无力。断为肝气横逆、相火妄动所致。治以疏肝安神，制伏相火，佐以收敛之品，以固其精。

处方： 生地六钱，桂枝尖四钱，黄柏四钱，白芍四钱，知母三钱，甘草二钱，生龙骨六钱，生牡蛎六钱，山萸肉五钱，朱砂末二钱。

水煎二回，分二次服，每次送服朱砂末一钱。

复诊： 连服二剂，诸证大减，脉数有力，三日间仅梦遗一次。按前方加生山药五钱，继服二剂。

三诊： 已不梦遗，诸证悉除，其脉尚欠柔和，按前方再加砂仁一钱，俾再服一剂，以固其本。

按语： 遗精与肝肾二脏有着密切联系。肝司疏泄，肾主藏精。肾阴虚则精关不固而滑脱，肝阳亢则相火内炽而遗泄。盖其人平素好气，肝气不舒，复又动怒肝火，加以年少久旷，相火易动，气火相并，其势难当。肝藏魂，致神魂飞越，故言语错乱、神志不清；肝主筋，筋失所主，故周身抖战；相火内炽，必摇其精，故有梦而遗。用桂枝以疏肝，何以不用其他理气之药？因肝气已伤，若再多用理气之品，肝气重伤，于病无益。用芍佐桂，不但能疏肝，且能平肝；伍知、柏、地黄以制相火；龙、牡、山萸以固其精。精之藏虽在于肾，而其主宰则在于心。心藏神，心有妄思则心火动，相火亦随之而动，故用朱砂清心安神，以奏全效。

遗精（肾精亏损）

张×三，男，27岁，工人。

患遗精已年余，梦而后遗，两尺脉沉取不实。断为相火妄动，肾脏已伤。治以补肾固精之法。

处方： 黄柏四两，甘草六钱，砂仁四钱。

共研细末，炼蜜为小丸，每服二钱，早、晚各一次。

另方： 生山药半斤，生龙骨末二两，混在一起，每次三钱，和水蒸熟，少加砂糖，如茶汤状，送服丸药。

服尽，精神充沛，气力较前大增，年余的遗精已痊愈。

按语： 仅相火妄动者，单服丸药即可。本证兼肾脏虚弱，非用补肾固精之生山药、生龙骨不能收功。

淋 浊

陈×章，男，19 岁，学生。

一月前，因凿冰捕鱼，感受寒凉，其后即觉小便不利、涩痛。三月后，小便溺有白浊，脂腻如膏，甚觉疼痛，小腹觉凉，脉象沉迟。断为寒淋。治以温经散寒、利尿之法。

处方：紫油桂三钱，炒小茴三钱，当归四钱，干姜二钱，生山药三钱，白芍一钱半，甘草一钱，厚朴一钱半，冰片二分，薄荷冰二分。

共研细末，分为七付，早、晚各一付。

药尽而愈。

按语：本证因受凉而得，其脉来沉迟、小腹凉、淋痛，所现脉证，纯系寒凉之表现。方系《医学衷中参西录》寒淋汤加味化裁：用桂、姜、小茴以散寒，厚朴通阳，归、芍、药、草养血和肝，二冰镇痛通淋。

疝 气

王×海，男，35 岁，工人。

时觉小腹痛引睾丸，感凉则痛甚，肾囊清冷，两腿拘急，食后多不消化，脉象沉弱而迟，两尺尤甚。断为疝气兼肾气虚寒之为病。治宜温经散寒，佐以温补肾气之品。

处方：熟地六钱，茯苓四钱，山萸肉四钱，枸杞四钱，泽泻三钱，当归三钱，生山药三钱，小茴香三钱，附子二钱，肉桂二钱，丹皮二钱。

水煎二回，分三次服，日三次。

复诊：服二剂后，睾丸痛稍减轻，惟少腹痛时拒按，是因经络中尚有瘀滞，虚中有实。治宜化其瘀滞。

处方：生山药六钱，茯苓四钱，山萸肉四钱，泽泻四钱，当归三钱，乳香三钱，没药三钱，丹参三钱，肉桂二钱，附子二钱，吴茱萸二钱，小茴香二钱。

煎服如前。

三诊：连服四剂，少腹痛较前减轻。仍按前方服之，去吴茱萸。

四诊：又服四剂，饮食渐增，少腹不痛，有时睾丸觉有牵引痛，脉象和缓。遂制丸药缓服，以除病根。

处方：熟地一两，生山药一两，鹿角胶一两，山萸肉八钱，茯苓六钱，泽泻四钱，肉桂四钱，附子四钱，当归五钱，乳香五钱，没药五钱，车前子三钱。

共研细末，炼蜜为丸，重三钱，早、晚各一丸。

药尽病愈。

按语：其脉沉弱而迟，两尺尤甚，可知其人元阳素虚，复为寒气所加，使荣卫不调，血气虚弱，风冷入腹，而成疝也。从其见症来看，系属寒疝。用温补肾气和温经散寒之法治之，收得显效。其丸药方用八味地黄汤加减，治其肾气虚寒，佐乳、没、归以化瘀止痛。用鹿角胶，既补肾中之阳，复滋肾中之阴，肾气壮旺，则疝气亦随之潜消。

血　　证

吐血（肝郁内热）

张×起，男，41岁，农民，新民五区金家沟屯。

秋季驱车外出，往复疲劳，积有郁火，遂觉心热，恣饮凉水，其热稍减；少顷，心复发热，吐血数口，当时未加注意；翌日吐血渐多，自服偏方墨汁不愈，第三日大吐不止，竟至盈盂，经余诊视。见其面唇苍白，口唇带有血迹，神志不清。问其心热否？患者眼微开不欲言，以首颔之。似睡非睡，常闭其目，大便已三日未行。诊其脉弦而芤，数逾五至。

诊断：芤为失血之正脉，兼弦数者，为肝气不舒，热郁内燔，冲胃之气，因而上逆，其血沸越而出。心内烦热、便燥及神志不清，皆由斯来。治宜降逆安冲、疏肝解热之法。

处方：生赭石末六钱，犀角[1]三钱，清半夏三钱，竹茹三钱，玄参三钱，天花粉三钱，槐角四钱，生地四钱，白芍四钱，山药四钱，广三七粉三钱。

水四碗，煎取一碗；犀角另煎兑入上药，分二次服，每次送服三七粉一钱半。

复诊：心热已减，神志明了，已不吐血，脉数稍减，仍不柔和，病势好转。按前方加减服之。

处方：犀角二钱，槐花四钱，生山药四钱，白芍四钱，玄参四钱，生赭石末五钱，清半夏三钱，竹茹三钱，炒荽仁三钱，生地五钱，甘草二钱，三七粉三钱。

---

[1] 整理者按：犀角、虎骨之类，现已禁用，为保存文献计予以保留。

煎服如前。

三诊：服后诸证悉除，惟精神不振。按前方去犀角，竹茹改用一钱，山药改用五钱。煎服如前。

四诊：经服上方后，精神正常，心不觉热，饮食亦增，大便日一行，脉象稍弱，体乏无力。因伤血过多，正气未复之故。治以养血扶正之法。

处方：生山药一两五钱，白芍四钱，生地四钱，当归三钱，甘草二钱，清半夏二钱，三七粉二钱。

水四碗，煎取一碗，分二次服，每次送服三七粉一钱。

连服两剂，脉象如常，诸证悉愈。

按语：此证所用之方药，或清热、或降逆，皆为正治之法，方用槐花何意？且后方为补虚剂，何以不用参、芪，而重用山药？槐花性凉，能降逆止血，而无涩滞停瘀之弊，其功用近于三七，为治吐血之良药。后方不用参芪者，以其人系暂时之虚，且参、芪性补而兼升，恐其助逆气而动血，不如用生山药，既能养阴、又能固气，诚为滋补剂中之佳品，非重用不能收效。

吐血（失血将脱）

李×学，男，40岁。

患吐血证，经治月余，时轻时重。一日因事着急上火，遂吐血不止，面如土色，气息奄奄，急予诊视。其脉似有似无，失血将脱，病势危笃。先固气以扶正，使气有所主，血有所依，以收救脱之功。急用党参四两，一碗暴火煎汤，令其徐徐饮之，饮尽复煎再饮之。再视其脉，六脉皆现。

处方：党参二两，生地黄一两，山萸肉八钱，生赭石末六钱，生山药八钱。

水煎二回，分三次服。

复诊：连服两剂，脉象见起，气色好转，饮食渐增，吐血已止，自能起坐。仍按前方服之。

三诊：连服五剂，脉象和缓，气色如常，诸证悉愈，调理数日，体力健壮。

按语：吐血不应以止血为先，宜审其因而治之，否则血虽止，亦能复发，或竟吐不止，甚则多变生他证，医者不可不慎。本例患者失血将脱，必先固其气，气固而血自止。因失血过多，阴气将亡，故方君人参以固气，佐地黄以滋阴，使气有所主，血有所依，以收救脱之功。党参能补气，兼有升提之力，用治逆气吐血是所非宜。本例虽用党参，但佐赭石降而镇之，使参之补力直达下焦，固其本源，则血自然循其经矣。若吐血未致暴脱者，宜慎用之。

吐　　血

王×义，男，38岁，工人。

初觉心热，数日后心热较甚，吐血一口；数小时后，则频吐不止，竟至盈盂，急求诊视。见其面唇苍白，气息不足，一言三止，脉来浮大，重按不实。断为冲胃之气，挟热上逆所致。治以降逆气、解郁热之法。

处方：生赭石末八钱，法半夏四钱，槐角三钱，竹茹三钱，炒蒌仁四钱，白芍四钱，生地五钱，甘草一钱，生山药八钱，犀角二钱，三七粉三钱。

水煎二回，分二次服，每次送服三七粉一钱半。

复诊：经服二剂，心热大减，吐血已止，惟气息稍弱，脉较柔和。按前方生赭石末改用六钱，炒蒌仁改用二钱。煎服如前。

继服二剂，调息数日，其病痊愈。

衄　　血

单×亭，男，41岁，商人，抚顺二马路。

因营业亏赔倒闭，抑郁生热。适外出旅途中，曾衄血一次，约酒盅许，塞鼻而止。归后三日夜半，竟大衄不止，延为诊视。见其衄血甚多，约有碗许，塞其鼻，从口溢出。诊其脉浮数有力，舌苔白厚微黄，尿赤便燥。断为火郁气逆所致。急用京墨研汁，分二次，送服三七粉三钱。再治以降逆安冲、舒郁泻热之法，用加减泻心汤。

处方：黄连二钱，黄芩三钱，清半夏三钱，竹茹三钱，炒蒌仁三钱，白芍四钱，甘草二钱，三七粉三钱，醋炙大黄五钱。

前七味以水四碗，煎剩两碗，再入大黄，煎数沸，分二次温服，每次送服三七粉一钱半。

复诊：服药后，下大便一次，衄血渐减，脉数已减，仍浮长有力。其内热虽解，而冲胃之气仍上逆，必须镇而敛之，使下行复其本位。

处方：生地八钱，槐角四钱，生赭石末四钱，清半夏三钱，竹茹三钱，炒蒌仁三钱，白芍四钱，甘草二钱，生山药八钱，三七粉三钱，醋大黄三钱。

煎服如前。

三诊：经服二剂，脉见柔和，衄血已止，惟时觉疲倦乏力、怔忡。衄血虽愈，而正气未复。予生山药末半斤，每次五钱，和水蒸熟，加糖随意服之，每次送服三七粉三分，同时再服生鸡子黄一枚。药服过半，病已痊愈。

按语：该证系郁热气逆，迫血沸越，势如涌泉，故用泻心汤加减。因火郁日久，聚胃成实，故用醋大黄使其速入血分，泻其实热，而缓泻下之功，实为釜底抽薪之法也。医治吐血或衄血，一般多用药炭，或重用寒凉药以止之，但多遗有他证：或闷痛、或饮食减少、或转为劳嗽诸证。凡吐血、衄血，不论虚实寒热，皆以胃气上逆为其主因。《素问·厥论》曰："阳明厥逆，喘咳身热，善惊衄呕血"。黄元御在《金匮悬解》阐述吐衄下血时说："其亡于吐衄者，阳明之不降也；脱于便溺者，太阴之不升也。"真体会到治此证之大法，非以寒凉药或药炭所能胜任。患斯证者，多为冲胃之气上逆，以致血不归经。故治之宜降其冲胃逆气，逆气平则血下行而不上溢。其兼热者伍以清凉，兼寒者佐以温热。虚则补之，实则泻之，则血止后不致遗有停瘀之患。

便 血

周×山，女，37岁，家务，法库县新台子。

仲秋后患大便下血证。初得多在便后，便一酒盅，逐渐加重，日二三次，血色赤紫，便时腹微痛，已四月之久，医治无效。见其面唇苍白，身形瘦弱，心悸无力，饮食减少，脉沉弱，一息五至。因病已数月，气血俱伤，脉兼数，非内热之象，乃阴血已伤，不能潜阳所致。其血分虽伤，仍杂有瘀滞，阻塞气化之流通，故便时腹微痛而不大痛。治宜滋阴养血、益气化瘀之法。

处方：党参三钱，柴胡二钱，生山药八钱，山楂一两，酒当归五钱，椿根皮四钱，龙眼肉八钱，赤小豆五钱，甘草三钱，白芍四钱。

水四碗，煎取一碗，再煎以水三碗，至半碗，和匀，分三次温服，一日服完。

复诊：经服二剂，病愈强半，脉亦较前有力。按前方去柴胡，再服三剂，便血止，腹不痛，饮食增加，脉亦不数。按前方又服三剂，诸证悉除，霍然而愈，未见复发。

按语：本例之便血，非因内热灼伤而得，系血虚兼有瘀滞之故，所谓虚中有实之证。用参、归、芍、山药、龙眼肉等以补其虚，伍甘草和中健胃，柴胡升提下陷，山楂、椿皮、赤小豆既能收敛，又能化瘀，复能止血，共奏滋阴养血、益气化瘀之效。常用山楂或椿皮一味以治此证，往往有效。

妇 科 医 案

经血不调兼灼热

贾×芳，女，19岁，未婚。

16岁月经初潮，月经顺调约有年余，其后渐渐愆期，二十余日一行，延医诊治未愈。近来期前觉午后发热，五心烦热，口干而渴，干咳无痰，心悸烦闷，食少便燥，舌苔白而微黄，脉数兼有滑象。

诊断：脉证相参，为热壅于血之象，而现期前午后灼热、干咳无痰等症。其口干而渴、舌苔黄、心热便燥、脉滑数，纯系热炽伤津之证。治以凉血、清热、保津之法，以防阴虚阳亢。

处方：玄参五钱，当归四钱，生地四钱，天花粉四钱，生山药四钱，牡丹皮三钱，茯苓三钱，牛蒡子三钱，茵陈三钱，栀子二钱，甘草二钱，白芍三钱。

水煎二回，分三次服，每次送服散剂一付。

散剂方：朱砂二钱，川贝母二钱，生石膏二钱，甘草一钱，白芍一钱半，薄荷冰一分。

共研细末，分为六付。

复诊：经服二剂后，诸证已减，口渴稍减，饮食渐增，咳嗽已轻，脉亦不滑，按前方加减。

处方：玄参五钱，当归四钱，生地四钱，天花粉四钱，生山药五钱，牡丹皮三钱，牛蒡子三钱，茵陈三钱，甘草二钱，白芍三钱，沙参三钱。煎服如前。

三诊：药服二剂，灼热已退，诸证悉平，惟觉午后不如午前清爽，伏热虽清而阴虚未复。因疏方：生山药半斤，每次五钱，和水蒸熟，随意服之，调理而愈。

按语：妇人患月经不调，其因甚多，医者必求其所因而治之。方书云：经行先期多由热。本例呈现为热壅于血的一系列证候，如不早医，阴虚既久，可致虚劳之变。故予滋阴、养血、清热之法治之，以防阴虚阳亢，而收全效。

带 下

荆×氏,女,21岁,农妇。

平素性燥多怒,患带下三月未愈,始轻转重。带下色灰白,黏稠臭秽,量多淋漓不断。腰腿疼痛,五心烦热,口干舌燥,渴思冷饮,小便浑黄,大便干燥,食少体倦,脉数、沉取稍弱。

诊断: 带下日久量多,大伤阴液。病久阴虚,证现五心烦热、脉数、带下色灰白、黏稠臭秽,系温邪内据,蕴而生热,郁结于带脉所致。其人性躁多怒,肝气内郁,郁久化热,挟温热下迫,致津液不守,流而为带。日久阴亏,相火内盛,阴虚火旺,故症现口干舌燥、渴思冷饮等症。治以滋阴清热、利湿固脱之法,佐以和肝舒郁之品。

处方: 生山药六钱,生龙骨五钱,生牡蛎四钱,茯苓四钱,白芍四钱,生地四钱,玄参四钱,胆草三钱,苦参三钱,白头翁三钱,甘草二钱,当归三钱。

水煎二回,分二次服。

复诊: 经服四剂后,诸证见减,带量较少,但还有臭秽之味,脉象如前。其内热虽减,但湿气尚存,阴气伤不能固守也。按前方加减。

处方: 生山药一两,生地五钱,生龙骨五钱,白芍四钱,当归四钱,海螵蛸四钱,生牡蛎四钱,苦参三钱,茜草三钱,白头翁三钱。

煎服如前。

三诊: 药服三剂,诸证较前减轻。又连服四剂,已无白带,诸证悉除,调理而愈。

按语: 带证分为五色,其因迥异。方书多谓白带属寒,赤带属热。本例纯系白带,始终有热无寒,故其说不足信。而治带之法,不限于健脾固涩,又有清热利湿、滋阴降火、温补下焦之不同。疏方常用白头翁、苦参、生山药为君,治之功效显著。医者必须洞悉病情,方能药中病除。

经 闭

刘×氏,女,22岁,家务。

婚后四年未育,平素多郁易怒。曾患经血不调,常二三月一至,此次经闭不行已一年。食少倦怠,少腹有硬块,其大如拳,按之跳动,经常作痛,脉稍迟有涩象。

诊断： 腹有硬块、经闭日久、脉有涩象，纯系气机不畅，经脉阻闭，瘀血凝积，阻碍血行所致。宜于理气化滞剂中，兼壮其脾胃，使其饮食增、正气充，方能滞化、积消、经行，而不伤气血。

处方： 当归四钱，白芍四钱，炒於术四钱，香附四钱，丹参四钱，怀牛膝四钱，党参三钱，鸡内金三钱，三棱三钱，莪术三钱，生黄芪三钱。

水煎二回，分三次服，每次送服生鸡内金末五分。

复诊： 经服四剂后，饮食渐增，少腹硬块按之稍软，有微痛，有时口干微渴，脉稍数。系微有浮热，按前方加知母四钱，煎服如前。

三诊： 又服四剂，硬块较前缩小，脉已不数，知浮热已退。按初诊方加生地四钱，丹皮三钱，煎服如前。

四诊： 经服五剂，硬块又见缩小，但经血未行，体壮能食，脉稍数。遂制丸药服之，以收缓功。

处方： 生黄芪一两五钱，生水蛭八钱，当归五钱，桃仁五钱，三棱五钱，莪术五钱，白芍五钱，生鸡内金五钱，生地五钱，丹皮四钱，知母四钱。

共研细末，用生山药二两作糊，为小丸，每服三钱，早、晚各一次。服尽，月经顺调而愈。

按语： 本证因气滞血瘀导致经血不行。其人食少体弱，于方中用内金、三棱、莪术化其瘀积，复以参、芪、归、术补其气血，攻补兼施，使瘀积化、经血行，而不伤正气。水蛭必须生用，炙用无效，用者宜审慎之。

癥　　积

杨×琴，女，22岁，农妇。

平素体弱，月经愆期，或二三月，或四五十日来潮，渐觉小腹右侧有硬块，其大如拳，不移动，疼痛拒按，痛剧时彻夜不眠，左腿痛，甚则不敢屈伸，食少疲倦，尿赤便燥，脉象沉细略数。

诊断： 适值经期，易受风寒侵袭，凝滞之气血与寒气结于冲任之间，渐聚积成癥；缠绵日久，阻碍气血之生化作用，则郁中生热，致体弱阴虚，故脉沉细而数，尿赤便燥；病在血分，阴气已伤，其痛夜间较甚；风寒瘀闭经络，因而左腿作痛，不能屈伸。治宜化瘀通络、理气行血之法。

处方： 当归四钱，乳香四钱，没药四钱，丹参四钱，白芍四钱，生地四钱，生山药四钱，土鳖虫二钱，怀牛膝三钱，牡丹皮三钱，桂枝二钱，甘草二钱。

水煎两回，分三次服，每次送服散剂一付。

散剂方：肉桂八分，冰片三分，薄荷冰三分，朱砂六分，当归二钱，厚朴八分，白芍一钱半，甘草一钱。

共研细末，分为六付。

复诊： 服二剂后，诸证稍减，硬块见小，腹不拒按，腿可屈伸，脉有起色。此虚热已退，而瘀滞未解。按前方加减。

处方： 当归四钱，乳香四钱，没药四钱，丹参四钱，怀牛膝四钱，白芍三钱，桃仁三钱，炒於术三钱，桂枝三钱，防己三钱，土鳖虫二钱，甘草二钱。

煎服如前。

三诊： 服汤剂二付及散剂六付，腹痛减半，少腹部已不拒按，硬块缩小强半，腿已不痛，饮食渐进，月经已潮，愆期五六日，脉象和缓。继按前方服之。

四诊： 少腹硬块如鸡子大，不痛，二便如常，脉象和缓。嘱其在家调理，一月后，其父来谈，得知其病已愈。

按语： 此证系气滞血瘀，阻塞经络所致。何以不用破滞攻瘀之剂，而用理气行血化瘀之法？因其人情志多郁，又值经期而感寒邪，血与寒气胶结，积而成癥。因此先调肝经，理气行瘀，稍佐通经活络，缓以图功。先后六剂，则症状大减，其效胜于专用攻瘀之法。

血　崩

刘×氏，女，42岁，农妇。

因碾米过劳，初觉小腹坠而微痛，继则经血下行，以为妇女常事，未加注意。翌日又碾米，数小时后，忽然经血大下，当即昏迷，气息亦微，延为诊视。语音甚微，气息不足，面唇㿠白，脉沉弱，两寸似有似无。

诊断： 素日体弱，加以劳役过度伤气，是血因气陷，气随血亡。脉沉弱，两寸似有似无，实有气血俱脱之势，为失血之重证。先贤说：血脱者，先益其气。因有形之血不能骤生，必先益其无形之气以固冲。治以补气、固脱、养血之法。

处方： 生黄芪一两五钱，党参五钱，当归五钱，山萸肉五钱，生龙骨五钱，生牡蛎五钱，海螵蛸四钱，杜仲四钱，生地六钱，升麻一钱，柴胡二钱，茜草三钱。

水煎两回，分三次服。

复诊： 服二剂后，血渐少，淋漓不断，气稍足，脉见起色，惟觉心中发热。知其阴伤尚未复原，阴不藏阳，致阳浮生热，宜兼滋阴。

处方：生黄芪八钱，党参四钱，当归四钱，玄参四钱，生龙骨四钱，生牡蛎四钱，白芍四钱，生地六钱，生山药八钱，枸杞六钱，海螵蛸三钱，山萸肉五钱。

煎服如前。

三诊：又服二剂血止，心亦不热，气充体壮，但脉沉弱。继服二剂后，按前方制丸药一料服之，以收全效。月余后，家人来谈，诸证痊愈，身体健壮。

按语：血崩证不同于经来不尽。突然阴道大量出血，或长期持续不断，冲任受损是本病主因。因此，在治疗上，根据病情，必须掌握止血、治本、调理善后等原则。本证系过度伤气，气虚下陷不能固摄，而致经血下行不止。此时若用止血清热之法治之，必犯虚虚实实之戒。

阴　　挺

张×氏，女，27岁，农妇。

产后常觉气弱无力，小腹下坠。三个月后，始觉有物突出阴道口外，形如茄苞，动则坠疼，稍作劳动，则喘而汗出。求访诸医，医治无效，甚为忧虑，来我处就诊。脉象沉细无力兼弦，一息不足四至，腰腿酸痛。

诊断：临产过力，气伤下陷，不能收摄，肝气亦因之下泄，故其脉沉细微弦。因肝主筋，肝脉络阴器，肝又为肾行气，阴挺自阴中挺出，状如类筋之所结，纯系肝气郁而下陷。故证现气弱腹坠，稍劳则喘而汗出等症。治以疏肝提气之法。

处方：生黄芪五钱，党参三钱，当归三钱，山萸肉三钱，乳香三钱，没药三钱，桔梗三钱，柴胡三钱，炒於术三钱，生麦芽三钱，川芎二钱，甘草二钱。

水煎两回，分三次服。

复诊：经服五剂后，少腹已不坠痛，突出物已不见，自觉气壮，脉虽不甚沉，但仍弱。其病虽已向愈，但病根未除，按前方加减。

处方：生黄芪六钱，党参三钱，当归三钱，山萸肉三钱，乳香三钱，没药三钱，柴胡三钱，炒於术三钱，生麦芽三钱，川芎二钱，甘草二钱，白芍四钱。

煎服如前。连服四剂，诸证悉平，嘱其调理而愈，其后未见复发。

按语：此证系因肝郁气陷所致。方中生黄芪与川芎、柴胡并用，能补肝，又能升肝气下陷；当归与乳、没同用，能养肝又能化肝郁。恐生黄芪性热，佐

知母以解其热。本方系《医学衷中参西录》所载升肝舒郁汤化裁而来。临床应
用此方加减治愈妇女阴挺甚效。

恶 阻

杨×氏，女，23岁，农妇。

平素多郁好怒，孕后月余时常呃逆，渐觉逆气上冲，食后必吐，延至二
月，竟杯水不存，肌肉消瘦，形体枯槁，精神抑郁，尿赤便燥，脉象弦而
无力。

诊断：平素多郁善怒，怒气伤肝，肝不条达，肝气郁逆，并挟冲胃之气上
逆而作呕。呕吐既久则胃气大伤，如不急治必碍胎气，甚则变生危候。治以补
气、降逆、安胎之法。

处方：生山药一两，党参五钱，半夏八钱，陈皮二钱，青黛二钱，甘草二
钱，紫苏叶二钱，茵陈二钱，白芍三钱，竹茹三钱，当归四钱，麦冬四钱。

水煎两回，分二次服。

复诊：服二剂后，饮食少进，但有时作呕，大便日一行，仍燥，脉稍有
力，而无弦象，按前方加减。

处方：生山药八钱，党参四钱，当归四钱，半夏六钱，竹茹二钱，紫苏叶
二钱，甘草二钱，陈皮一钱半，白芍三钱，麦冬四钱，茵陈二钱，肉苁蓉
四钱。

煎服如前。

三诊：连服二剂，呕吐已止，饮食大增，体弱无力，脉象和缓，调理脾
胃，以善其后。

处方：生山药四两，鸡内金末三钱，合在一起，每用四钱，和水蒸熟，加
糖少许，随意服之。

按语：此证乃肝胃不和所致。治宜滋补气血、调和脾胃。方用参、药、草
以益其气；归、芍、冬以养其血；青黛、茵陈、苏叶、陈皮调气疏肝，并清肝
胆之热；重用半夏、竹茹安冲降逆以止呕。加减服药四剂则呕吐止，胎已逐月
增大。方书多谓半夏不利于胎，而本案重用半夏多至八钱，因半夏有燥湿降逆
之长，善治恶阻呕吐，况辅以归、参、山药，故无碍于胎。

滑　　胎

张×氏，女，24 岁，家务。

婚后二年，两次流产，每次均在妊娠六七个月间。今又受孕五个月，其人惴惴然，恐再踏前辙，求为诊治。证现气弱无力，食少腰酸，有时胃脘部堵塞感，饱闷不舒，脉象沉弱，左部尤甚。

诊断： 参合脉证，实因脾气虚弱，不能运化水谷之精微而生血，致使冲任虚损，胎元不固，胎失所养，甚则滑胎。治以养血安胎之法，佐以健脾之药。

处方： 炒於术四钱，菟丝子四钱，山萸肉四钱，生地四钱，当归四钱，党参三钱，杜仲三钱，白芍三钱，鸡内金三钱，川断三钱，生山药五钱，紫苏叶二钱。

水煎两回，分三次服。

复诊： 服二剂后，饮食渐增，脉亦稍起，腰仍酸软无力，按前方加鹿角胶四钱，杜仲改用四钱，山萸肉改用五钱，煎服如前。

另方： 生山药半斤，鸡内金末三钱，和水蒸熟，加糖少许，随意服之。

照方连服八剂，生山药末斤余，饮食大增，身体渐壮，腰已不痛，足月生产一男婴。

按语： 肾为先天而资始，脾为后天而资生，先天虽能资始，必赖后天脾胃健壮，方能运化精微，而资生有赖，始能化生气血，巩固胎元。本例实因气血两虚，尤以脾虚为滑胎之主因。因此在治疗中佐以健脾之药，能收全效。所谓脾胃健壮则百病不生。

产　后　病

产　后　风

陈×氏，女，24 岁，农妇。

冬季产后五日，午食有汗受风，当时汗闭即觉周身麻冷，四肢拘急，至夜则抽搐大作，颈项强直，角弓反张，急来求为诊治。见其抽搐甚剧，两目上翻，头摇身颤，牙关紧闭，脉浮数无力。

诊断： 产后五日，气血已伤，阴液亏损，内风潜炽。肝主风，当其枯燥失于滋养之时，又受外风所袭，内风引动外风，相助为虐，故抽搐反张，一时并作。诊其脉浮，主风邪袭入之征；按之数无力者，是血虚生热，引动内风之象，本证和其他属于实证之痉风不同。治以养血滋肝、益气疏风之法。

处方： 柏子仁五钱，当归五钱，白芍四钱，玄参四钱，黄芪三钱，天花粉三钱，山萸肉三钱，薄荷叶一钱半，全蝎五分，柴胡一钱半，川芎二钱。

水煎两回，分二次服，每次送服散剂一付。

散剂方：朱砂一钱，当归一钱，天麻一钱，红花八分，薄荷冰二分。

共研细末，分为二付。

复诊： 抽搐已止，诸证悉减，脉已不浮，惟舌有白苔、中心微黄，口干而渴。系产后阴虚，又为风邪鼓荡而生内热使然。治以滋阴养血、调和荣卫，兼清内热之法。

处方： 柏子仁五钱，当归五钱，白芍五钱，玄参八钱，天花粉三钱，生地三钱，茵陈三钱，川芎二钱，薄荷叶一钱，柴胡一钱。

煎服如前。

散剂方：朱砂一钱，当归一钱，全蝎四分，白芍五分，甘草末三分，薄荷冰一分。

共研细末，分为二付。

服尽诸证已退，饮食大增，霍然而愈。

按语： 气血未复又感风邪，因而抽搐发作。《内经》曰："诸暴强直，皆属于肝。"肝主筋，筋脉失于濡养，邪阻筋脉而强直，与破伤风引起的抽搐、颈项强直等症状有所不同，故治法亦异。本例以补养气血为主，佐以平肝疏风之药，二剂而愈。

产 后 虚 冒

冯×氏，女，36岁，家务。

小产流血已八九日，甚感衰弱，头晕目眩，气虚心悸，腰腿酸疼，不思饮食。二周后，偶因出汗，复感风寒，身热，头微痛，眩晕不敢动转，脉濡弱略数。

诊断： 产后伤血，内外皆虚，虽有微风，亦易感受。况汗出不慎，又感风邪，以致虚冒眩晕。头为诸阳之会，耳目为清空之窍，表阳与清道首当其冲，故证现眩晕，甚则不敢动摇。因气血大虚，兼有风邪，故脉象濡弱略数。治宜大补气血，佐以疏风、和荣卫之品。

处方： 黄芪五钱，当归五钱，党参三钱，白芍三钱，荆芥穗三钱，茯苓三钱，生姜三钱，丹参三钱，生山药一两，川芎二钱，大枣八枚。

水煎二回，分三次服。

复诊： 眩晕减轻，头已不痛，知风邪已解，气息稍壮，稍一动作，尚自汗出，少腹时痛，但不拒按，脉象濡弱。因内虚未复，兼有瘀滞之故。拟以补虚化瘀之法治之。

处方：生黄芪五钱，当归五钱，山萸肉五钱，党参三钱，白芍三钱，茯苓三钱，鸡内金三钱，山楂四钱，丹参四钱，生山药一两。

煎服如前。

三诊：连服三剂，气息较足，虽动作已不汗出，腹已不痛，饮食渐增，脉象和缓。遂按前方加於术六钱，制丸药以服之。药未尽剂，病已痊愈。

按语：虚冒一证，乃产后三大主证之一。因产后虚弱，易感风邪，如治不及时，多生变证，不可不慎。本例于大补气血同时，用荆芥、姜、枣以散风邪而和荣卫，使风邪从表而解，荣卫和，再予补虚兼化瘀之剂治之，方收全功。

产后经漏兼温病

刘×氏，女，30岁，农妇。

产后经血淋漓不断已二月，复感风邪，发热而渴，微恶寒，医治十余日无效，求余诊视。头晕目眩，两胁痛，小腹疼痛，不时作呕，舌赤无苔，尿黄，便微燥，口干思饮，周身震颤，两手不能持物，气息不足，一言三止，脉象微细。

诊断：产后血伤，气亦随之虚陷，复感风温，延误二周，现有少阳热入血室等证。周身震颤，气短不能续息，脉亦微细，是大虚欲脱之象；舌赤无苔，是灼血伤阴之征。病属危殆，颇为棘手。幸能少进饮食，大便如常，脾尚健运而资生有赖，尚可救治。治宜补养气血、和解少阳，兼清血室之热。

处方：党参八钱，柴胡四钱，甘草四钱，玄参四钱，当归四钱，生山药六钱，甘草二钱，大枣七枚，生姜三钱，半夏三钱。

水煎两回，分三次服。

复诊：服二剂后，诸证见减，眩呕皆除，周身已不震颤，气息稍充，脉稍有力。按前方加减。

处方：党参六钱，生山药八钱，白芍三钱，柴胡三钱，茯苓三钱，川断三钱，当归四钱，杜仲四钱，玄参四钱，甘草二钱，生龙骨五钱，生牡蛎五钱。

煎服如前。

三诊：兼证痊愈，但经血尚淋漓不断，惟量较前减少。按前方连服四剂，经血已止，饮食大增，体弱尚未复原，停药调养而愈。

按语：产后经漏，二月之久，气血两伤，复感风温十余日，虽已传经，但因气虚而迟于化热，故证现虚象，兼见少阳症状，遂与小柴胡汤加减。脉微、身颤，说明内虚已甚。故重用党参，佐以山药、玄参、当归、白芍，既养血又清热。服后表邪解，复以平补之剂治之，经血遂止，体力渐复。在辨证时，辨识内气大虚为本证治疗关键。

产 后 痢

王×氏，女，42岁，农妇。

产后七八日，恶露已断，常觉腹痛，下痢脓血，医治无效，时轻时重，为之诊视。日痢五六次，红多白少，腹痛甚剧，无里急后重，食少体瘦，口微干渴，舌无苔，小便赤涩，脉沉弱有涩象。

诊断：产后下痢，气血两伤，腹痛甚剧，其脉兼涩，系虚中有实，瘀结阻塞所致。舌干无苔，尿赤而涩，乃内热潜伏之故。治以疏肝养血、化瘀清热之法。

处方：当归一两，白芍一两，生山药一两，山楂八钱，肉桂八分，黄连一钱，莱菔子四钱，甘草三钱，三七粉二钱五分。

水煎二回，分三次服，每次送服三七粉。

复诊：服二剂后，腹痛减轻，思食，口不渴，下痢日仅二三次，脉亦见起，按前方加减。

处方：当归八钱，白芍八钱，生山药一两，山楂六钱，肉桂五分，黄连五分，枳壳二钱，天花粉三钱，甘草三钱，三七粉二钱。

煎服如前。

连服二剂，调养数日而愈。

按语：产后体虚，饮食失节，胃肠易受损伤，积滞内蕴，运化失常，易患本证。治以调养气血，佐以清热导滞化瘀之法。重用归、芍养血疏肝止痛，且白芍能清肝胆之热从小便泄出，兼止腹痛；山药养阴和胃；山楂、莱菔子能化胃肠瘀滞；桂、连、草同用，既能平肝调气，又能清热和中。二剂轻，四剂愈。

产 后 消 渴

周×琴，女，21岁，家务。

产后二十余日，觉心热而渴，未加介意，延误月余，病渐加重。渴必速饮，稍迟则难忍，饮量亦多，少不解渴，气弱无力，食少，腰疼痛，脉象虚数。

诊断：参其脉证，系产后气血两伤，尚未复原，风邪乘虚入侵，传经化热，而热又乘虚深陷，铄耗津液，气弱不能运行津液以致消渴；加以阴虚之热，相助为虐，是以其渴迫急，饮量亦多。证现气弱无力，心热体倦，脉来虚数者，确属气阴两伤之象。治以补养气血、滋阴增液、兼清伏热之法。

处方：生山药六钱，生地五钱，葛根五钱，玄参五钱，党参三钱，当归三钱，葛根二钱，桔梗二钱，甘草二钱。

水煎二回，分二次服。

复诊： 经服二剂，渴饮渐轻，心热已减，脉沉弱不起，稍一动作则气喘，知其大气虚陷，药难胜病。按前方加黄芪六钱，五味子二钱，党参改用四钱。

三诊： 又服四剂，口不渴，心不热，仍觉气弱无力，脉稍见起色。再服四剂，诸证悉平而愈。

按语： 本例既有伏气之热，又有阴虚之热，二热相助为虐，加以气弱不能运行津液，致生消渴，及前述种种证候。证虽错综复杂，医者必须辨识分明，治有先后，方收全效。

产 后 狂 乱

孙×氏，女，31岁，农妇。

产后三日，与夫口角，恶露渐少。一周后，突然神志不清，言语失常，每日发作数次，每次数分至十数分不等，医治不应，日甚一日，渐成狂乱，不识亲疏，恶露甚少，食少心烦，脉沉而涩。

诊断： 产后三日，怒动肝火，肝气不舒，致恶露不行，上逆冲心，扰乱神明，是以神志不清，狂乱不识亲疏，系败血攻心之较重者。脉有涩象，心烦狂乱，是其明征。治以疏肝、安神、通窍之法。

处方： 当归六钱，怀牛膝六钱，生山药八钱，节菖蒲四钱，茯苓四钱，白芍四钱，灵脂三钱，远志三钱。

水煎二回，分四次服，日三次，每次送服散剂一付。

散剂方： 朱砂四钱，木香四钱，甘草末一钱，冰片六分，薄荷冰二分。

共研细末，分为八付。

复诊： 经服二剂，神志清醒，已不狂乱，恶露甚多，饮食渐增，脉象和缓，遂制丸药服之。

处方： 生山药一两，当归八钱，白芍八钱，甘草八钱，川芎三钱，朱砂三钱，肉桂一钱半，冰片五分，薄荷冰五分。

共研细末，炼蜜为丸，重三钱，早、晚各一丸，服尽调养而愈。

按语： 此证得之产后七日，怒动肝火，肝气逆而不顺，呈现以上诸证。方用木香佐二冰，疏肝调气；朱砂伏制相火，使不妄动以安其神；怀牛膝同归、芍、灵脂同用，既能引血下行，又能和血养血。如此舒之和之，引而行之，是以收效。

儿科医案

　　小儿为稚阳之体，其机体较为柔弱，气血未充，脏腑未坚，易受外邪侵袭。内伤饮食，或外界突然刺激，亦易发生惊恐。虽病因单纯，而疾病机转，寒热虚实，变化很快。其病情较成人为重，每多变生诸证，因此在诊断和治疗上也较复杂。如调治失宜，所谓差之毫厘，谬之千里。

婴 儿 腹 胀

　　张姓小儿，男，不满周岁。

　　生后六个月曾患伤乳腹泻二次，延医诊治，虽腹泻已愈，但肚腹日见膨胀，大便不实，面色㿠白，四肢不温，食少，有时呕吐，咳嗽吐涎，关纹色淡。断为脾胃阳虚，运化失职，寒饮停滞，腹满作胀。治以温中散寒、健脾利湿之法。

　　处方：炒於术五分，清半夏一钱，陈皮一钱，厚朴一钱，藿香一钱，柴胡一钱，茯苓二钱，党参五分，干姜六分，生姜八分。

　　水二碗，煎取半碗，分四次灌服。

　　复诊：经服二剂，腹胀半消，诸证见减。按前方去生姜，将党参改为一钱，厚朴改用一钱半，煎服如前。

　　三诊：继服一剂，腹胀大消，大便成形，食乳渐增，已不呕吐。苦服汤剂，拟散剂服之。

　　处方：生山药五钱，鸡内金末二钱。

　　合匀，每次水和蒸熟，加白糖少许，按时定量服之。

　　调理半月，腹胀全消，体健肥胖而愈。

　　按语：婴儿多因乳食无度，不能消化，停滞中脘，致使脾胃生化之机受阻，因而发生腹胀呕吐等证。是以方用温补脾阳为主，利湿导滞为辅。药能中病，方收显效。

急 惊 风

孙姓小儿，男，4岁。

平素身热面赤，近日来则觉渴欲冷饮，气粗，唇干，尿少，便燥。复因受凉而突然四肢抽搐，日夜四五次，每次约十分钟，脉来洪大。断为急惊风之证，病发仓促，属实、属热，热极生风所致。治以清热息风之法。

处方：钩藤三钱，犀角一钱，栀子五分，胆草二钱，青黛二钱，清半夏二钱，生赭石二钱，茯神二钱，僵蚕二钱，薄荷叶一钱。

用铁锈水煎二回，分四次服，每次送服朱砂末二分。

复诊：经服一剂，抽搐及壮热大减，按前方又服一剂，其证痊愈。

慢 脾 风

石姓小儿，男，2岁。

患腹泻两月，延医求治未愈，日渐体瘦，食少，日泻三四次，如鸭溏便。近来又添呕吐，甚至乳食不存，昏睡露睛，继而抽搐时作，颈项强直，手足厥冷，口不吮乳，面色㿠白。如此者三日，奄奄一息，为之诊视。诊其脉似有似无，视关纹色淡，已透气关，状甚危笃。知其腹泻日久，脾阳已虚，脾虚必为肝木所乘，势必引起抽搐发作，断为慢脾风证。治以温中益气之法，培养脾胃，本固正扶，则肝风自息。

处方：熟地四钱，炒於术四钱，党参四钱，山萸肉四钱，枸杞子四钱，生山药四钱，附子一钱半，干姜一钱，炙甘草二钱，白芍二钱，肉桂五分，茯苓二钱。

水五碗，煎取一碗，分多次，徐徐灌服之。

复诊：十小时后将药服完，抽搐缓解，病情见稳，脉已见起。按前方附子改用一钱，加龙眼肉三钱，煎服如前。

三诊：一日夜仅泻二次，抽搐及呕吐已止，稍进乳食。仍按前方继服一剂。

四诊：诸证皆愈，因体瘦虚弱，势难一时恢复。拟用党参二钱，生山药一两，鸡内金五分，煎汤频频服之。连续四剂，乳食正常，体重渐增，精神充沛，其病遂愈。

按语：小儿慢脾风系慢惊风之重证。其病因多因病久中虚，形证不足，或吐泻之后，属寒属虚，脾阳虚又被肝木所乘，延误日久则抽搐发作。故治以滋阴补阳、温中健脾之法，以求其本，无需佐平肝息风之药。

小 儿 温 疹

王×三，男，9岁，学生。

于春季发疹，治失其宜，延至七日。精神昏愦，壮热谵语，咽痛口渴，脉来洪滑。断为热毒内郁于经气所致，治以养阴清热之法。

处方：生石膏二两，知母五钱，玄参五钱，重楼三钱，连翘二钱，甘草二钱，粳米三钱，茅根二两。

水煎二回，分三次服。

复诊：连服二剂，壮热已减，人事清醒，下大便一次，脉象洪滑已减，病已向愈。按前方生石膏改用一两，知母改用三钱，煎服如前。

药服尽剂，诸证悉愈，脉象正常，调理数日而愈。

按语：本方系《医学衷中参西录》所载清疹汤加味。用此方治小儿出疹，随证化裁，每多收效。

温疹兼泄泻

刘×成，男，7岁。

于春季生温疹，患儿平素大便不实，自发疹后每日泄泻三四次，致使疹出不透。断为疹出不透，并发热毒下利。治以清热、轻宣透表之法，投以清解散[1]。

处方：薄荷五钱，连翘四钱，蝉蜕五钱，重楼四钱，白芷三钱，甘草二钱，冰片二分，薄荷冰二分。

共研细末，服三付，每付一钱，日三次。

复诊：疹出渐多，尚觉心烦口渴，知表里俱热，用清疹汤加减，以清表里之热，佐补脾利湿之剂，以扶其正。

处方：生山药八钱，白芍四钱，甘草二钱，滑石四钱，连翘二钱，蝉蜕二钱，重楼二钱，薄荷叶一钱，玄参三钱，鲜茅根一两。

水煎二回，分三次温服。

三诊：疹已出透，烦渴大减，日仅泄泻一二次。按前方去薄荷、蝉蜕，续服一剂。

药服尽剂，泄泻已止，食欲大增，调养而愈。

按语：清解散系多年经验效方，治小儿温疹及风疹初得，见红点后欲出不

---

[1]注：清解散为万泽东所创之方，见"附方25"。

出，其证现周身发热，时流涕泪，或兼咳嗽，尚未生有内热者，可用本方随证加减治之。

温疹兼疮毒

王姓小儿，男，11个月。

头部素有脓疮，于仲夏又生温疹。见疹四日，尚未透发，咽喉肿痛，不能吮乳，身热喘嗽，精神不振，头疮脓少，便溏，脉来浮数，关纹深赤。

处方：茅根二钱，重楼二钱，天花粉二钱，玄参二钱，金银花一钱，桔梗一钱，麦冬一钱，白芍一钱，甘草一钱，射干一钱，连翘一钱。

水煎二回，分四次灌服，每次送服散剂一付。

散剂方：朱砂三分，冰片一分，甘草一分，生石膏三分，重楼二分，天花粉二分。

共研细末，分为四付。

复诊：服尽一剂，疹已透发，诸证悉减，但咽喉尚痛，不能咽乳。视其关纹仍赤，知仍有余热。按前方去连翘，再服一剂。

三诊：咽喉不痛，疹退身凉，关纹不显，病趋痊愈，惟头疮虽轻未愈。患儿头疮三月有余，已成慢证，非一时所能治愈。

按语：此证系疹毒与疮毒并作，相助为虐。况患儿大便溏泻，其元气已虚，邪热内陷，为小儿危证。治以化毒、托疹、清热之法，则疹毒清而疮毒亦减。治有缓急，能使患儿转危为安。

疹后喘嗽

王石头，男，7岁。

于仲春患温疹已七八日，但疹已退而喘嗽加重，同时身热微痒，便燥尿赤，口干微渴，脉浮而数，沉候较弱。断为疹毒宣泄未清，余热上扰肺金，故现疹后喘嗽等证。从微渴而不欲饮来看，系内热炽盛兼有水气不运之象。治以清热解毒、敛肺止嗽之法。

处方：茅根三钱，玄参三钱，天花粉三钱，重楼二钱，牛蒡子二钱，天冬二钱，连翘一钱半，甘草一钱，清半夏一钱。

水煎二回，分三次温服，每次送服散剂一付。

散剂方：蝉蜕三分，甘草三分，朱砂三分，冰片二分，薄荷冰二分，重楼五分，生石膏六分。

其研细末，分为三付。

复诊：热稍退，疹又现，病情安稳，喘嗽已减，脉稍数，知尚有余热，按前方加减以清其热。

处方：茅根三钱，玄参三钱，天花粉三钱，牛蒡子二钱，白芍二钱，麦冬二钱，甘草一钱，清半夏一钱，重楼一钱半，黄芩一钱。

煎服如前。

药服尽剂，大便如常，饮食渐增，热退疹消，喘嗽已止，其病遂愈。

按语：春温发疹，多见于儿童，不是疹后喘嗽、脉浮身热，就是疹出未透。治此证多用前方加减和清解散服之，能使疹未透者透出，或已透而喘嗽者热清嗽止。若热甚者，可酌加生石膏，或重用玄参，其热可退。

疹后邪热深陷

王姓小儿，男，11 个月。

时值仲春，二周前出温疹，四五日后疹退，失于清解，延至十二日，邪热深陷，身热口干，手心热甚，舌苔白厚微黄，眼眵甚多，视物呆直，大便不实，吮乳不咽，关纹深赤。断为疹后热毒未清，邪热深陷。治宜清热解毒之法，佐以存阴增液之品。

处方：生石膏二钱，天花粉二钱，玄参二钱，生山药二钱，党参一钱，白芍一钱，甘草一钱，胆星一钱。

水煎二回，分五次温服，每次送服散剂一付。

散剂方：朱砂五分，冰片一分，生石膏八分，玄参五分。

共研细末，分为五付，嘱其一日夜，按时将汤散剂服完。

复诊：舌苔退半，病热大减，视其关纹仍赤，知尚有余热，按前方加减。

处方：天花粉二钱，玄参二钱，白芍二钱，茅根二钱，芦根二钱，生山药二钱，胆南星一钱，甘草一钱，党参五分。

煎服如前。

散剂方：朱砂五分，冰片一分，生石膏四分，玄参五分。共研细末，分为五付。

服药尽，调理数日而愈。

按语：幼儿疹毒内热，若不及时清解，每多变生诸证。其毒攻于目则视物呆直，眼眵甚多；熏灼咽喉，则咽喉肿痛；甚则毒热炽盛，耗伤形气，渐成积滞，日久恐成疳疾，甚难医治。本证方用石膏、天花粉、玄参、胆星以灭火，参、芍、草以扶正，热毒清、正气复，其病遂愈。

小 儿 食 积

王姓小儿，男，4 岁。

患食积证，满腹胀闷、板硬已三月，渐渐食少消瘦，遂予膅腔消积散服之。

处方： 鸡内金生用，去净粪土，研细末，每次五分，日三次。

另方： 焦白术二钱，山楂三钱，三棱一钱，莪术一钱。水煎汤，加糖少许，送服膅腔消积散。

复诊： 连服十余日，下大便甚多，满腹瘀积全消而愈。

按语： 鸡内金乃鸡之脾胃，食入砂石皆能消化。因其消化力强，故能消一切瘀积。生用为末，服之甚宜，若入汤剂，其效大减。此药化积而不伤正，是消积之良药。

儿 童 泄 泻

泄泻是儿童常见疾病。特别是夏秋之间，湿热大行，暴注水泻尤甚。饮食失节，或肚腹受凉，兼感时气，均可导致脾胃运化失常，气机升降失调，而病泄泻。在临证上，兼证不同，治法亦异。

泄泻兼灼热

季姓小儿，男，7岁。

孟秋之季，初病头痛，发热而渴，继而患泄泻证，已十余日。日泻十余次，身热如燔，饮水无度，食少尿涩，舌苔干厚而白，身形瘦弱，脉数逾六至，沉候不实。

诊断： 初病为头痛，发热而渴，知是温病失于清解，传经化热而火炽，渴饮无度而作泻。由于饮水过多，不能下输膀胱，而走大肠，虽泻而热不解；津液已伤，则愈热愈渴，愈渴愈泻，相因而成，是泄泻灼热之证。治以滋阴清燥之法。

处方： 生山药一两二钱，滑石四钱，白芍六钱，茅根四钱，玄参四钱，甘草三钱。

水煎二回，分三次温服。

复诊： 煎服一剂，诸证见轻。按前方玄参改用二钱，再服一剂，证又见轻，一日夜仅泻三次，且有食欲，脉数已减，因又疏方：

生山药一两，白芍五钱，滑石二钱，甘草二钱，茅根三钱，麦冬三钱。

煎服如前。

连服二剂，病遂痊愈。

按语： 此证欲治其泄泻，则有碍于热渴；欲治其热渴，则有碍于泄泻，当属难治之证。以滋阴清燥之法以治上渴下泻，复因斯证灼热较甚，佐以茅根、玄参，盖于滋阴之中而清伏热也。

泄泻兼消渴

于姓小儿，男，5岁。

暑泻月余，延至初秋，兼证消渴。每日泄泻六七次，完谷不化，尿少色黄，口干身热，心常烦躁，饮水无度，舌有白苔，干无津液，脉象沉弱而数。

诊断：脉象沉弱而数、饮水无度、口干心烦等症，为久泻气陷，津液不能上潮，加之伏热内燔，故而消渴。兼完谷不化，乃脾胃大伤，不能腐熟水谷，亦不能制水，致水液妄行，不能下输膀胱，下走大肠，而为泄泻。治宜滋阴固下、益气增液，兼清伏热之法。

处方：生山药一两，党参二钱，甘草二钱，麦冬三钱，白芍三钱，天花粉三钱，滑石一钱半，炒於术一钱半，茯苓一钱半。

水煎二回，分四次服，每次间隔二小时。

复诊：服二剂后，泄泻已减，日仅二三次，并无完谷不化之征，小便多而色淡黄，舌苔已退，已不心烦，惟饮水尚多。此乃伏热已清，脾胃较壮，仅气虚未复，故津液不布而仍渴饮。按前方加减。

处方：生山药一两，麦冬三钱，白芍三钱，人参二钱，天花粉一钱半，葛根一钱半，炒於术一钱，茯苓一钱，甘草一钱。

煎服如前。继服二剂而痊愈。

按语：此儿腹泻月余之久，完谷不化，知其脾虚气陷，虽有内热，应从本治。是以方中重用山药、参、术，佐以滋阴清热之品。尤以山药为要药，必须生用汁浆，方能增强药效耳。

泄泻兼渴饮

刘×成，男，9岁，学生。

秋季患腹泻证。二周前头痛发热，三四日后，昼夜泄泻五六次，身热转甚，大渴冷饮。继而饮水无度，每数分钟必饮水两口，否则口燥难忍。愈渴愈饮，愈饮愈泻。舌苔干薄，毫无津液，尿少色赤，骨瘦如柴，脉象沉取细数而无力。

诊断：为暑热伤气，冷饮伤正而致泄泻。因气陷液竭，故须臾即饮，以济燃眉之急。虽属童年，亦当补气、滋阴、解热以治之。

处方：人参四钱，枸杞子四钱，生地四钱，麦冬四钱，生山药一两，甘草三钱，滑石三钱，玄参三钱，白芍六钱。

水煎二回，分三次服，日三次。

复诊：服一剂后，诸证稍减，脉仍沉细而数，以其气伤过甚，非轻剂所能奏效。遂将方内人参改用六钱。

三诊：连服二剂，脉转五至，舌苔退半，已有津液，昼夜只泻二三次，渴饮大减。按前方加减续服。

处方：生山药一两，人参四钱，生地四钱，麦冬四钱，白芍四钱，枸杞子四钱，滑石一钱半，甘草二钱。

煎服如前。

五日间连服三剂，诸证皆除，大便日行一次，饮食增进，病遂痊愈。

按语：本证因暑伤气，冷饮致泻，气陷热深，阴液将竭。故于滋阴清热之中重用人参，以升补其气。本方系复脉汤加减，复脉汤不仅治伤寒脉结代，凡属气伤虚陷、阴液将竭诸证，皆可奏效。

眼 科 医 案

胞 肿 如 桃

聂×鸣，男，23岁，商人。

素患目疾，两月前二目又现肿痛，医治未愈。近来眼胞红肿，磨痛加重，左目已生云翳，热泪羞明，视物昏花。舌苔白厚微黄，小便赤涩，大便日一行，脉象洪数。断为因暑热伏于三焦脂膜之中，秋凉汗不常出，伏热遂积而上蒸，致目疾复作。舌苔白厚微黄、口渴等为伏热之征。此类之热与温病之热异病同源，当以白虎汤加减治之，始能收效。其人苦服汤剂，遂拟散剂服之。

处方：生石膏二两，朱砂二钱，甘草末二钱，薄荷冰二分。

共研细末，分为八付，日三次，每服一付，以茅根一两为引送服。

复诊：诸证悉减，按前方继服，药尽病愈。

按语：曾患目疾，入秋以来，又复发作，知系伏热日久上蒸于目所致，非寻常清解之剂所能胜任。故重用善清寒温大热之生石膏，佐朱砂以镇之，甘草以缓之，薄荷冰以疏通之，合而为方，仅服二剂，病即痊愈。《内经》曰："五脏六腑之精气，皆上注于目而为之精"。因非双目自病，必因外感、或因内伤，以致脏腑有偏寒、偏热、偏盛、偏衰，影响于目。而医者必须详审病因，辨证分明，投药直攻，效如桴鼓，勿须用眼药点眼也。

视 盲

行×牛，男，16岁，学生。

身体健壮，仲秋天热，田间劳动，初觉视物不清，并未介意。十余日后不能视清尺外之物，二目清白，不红肿亦不磨痛，盲无所见，惟瞳仁稍见缩小，脉亦和缓。家人恐惧，求医于余。其病因安在？余亦费解。惟家人再三恳求，乃为一试。余想时值秋燥，其证属实，可能肝经蕴有燥热，郁结耗阴，肾气枯燥，不能上潮所致。以清降滋润之剂治之。

处方：大黄三钱，连翘三钱，黄芩三钱，胆草三钱，白芍三钱，芒硝二钱，茵陈二钱，甘草二钱，栀子二钱，玄参四钱，全蝎八分。

水煎二回，分二次服。

复诊：下大便一次，其证如前，未见起色。按前方服之，大黄改用四钱。

三诊：下大便二次，两目视物能见，但不清楚，苦服汤剂，拟散剂服之。

处方：连翘三钱，茺蔚子三钱，大黄三钱，胆草三钱，玄参四钱，栀子二钱，甘草二钱，全蝎一钱，石决明四钱，白芍三钱，共为细末，分为十付，早、晚各服一付。散剂服完，视物已清，调养数日而愈。

云 翳 遮 睛

李×氏，女，29岁，家务。

初觉两眼红肿磨痛，以为上火，不治能愈，以致延误旬日，渐生云翳，视力有些模糊不清，亦未医治。三周后云翳渐厚，不能视物，求为诊治。左目云翳已起螺旋，不能闭目。目痛连引头痛，热泪羞明，口干而渴，舌苔白厚微黄，尿赤便燥，脉沉而有力，兼有涩象。断为郁热逆气上升于目所致。治以清热、降逆、舒郁之法。

处方：怀牛膝一两，全蝎八分，白芍三钱，当归三钱，胆草三钱，栀子三钱，蝉蜕三钱，玄参五钱，连翘四钱，甘草二钱，大黄六钱，芒硝三钱。

水煎二回，合在一起，加入硝、黄，再煎数沸，分二次服之。

复诊：经服二剂，降大便五次，头痛减轻，云翳见薄，脉亦稍柔。按前方芒硝改用二钱，煎服如前。

三诊：服二剂后，大便又下七次，脉象较前柔和，沉取有力，云翳已退一半，头痛较前大减，右目已能视物，但觉昏花，左目螺旋已退，但瞳仁尚未露出，按前方加减。

处方：怀牛膝八钱，大黄四钱，当归三钱，白芍三钱，连翘三钱，玄参三钱，蝉蜕三钱，全蝎五分，栀子二钱，胆草二钱，甘草二钱，茺蔚子三钱。

水煎二回，分二次服。

四诊：连服四剂，头已不痛，二目皆能视物，云翳已退七八，脉象和缓，大小便如常。遂制丸药服之，使云翳退净。

处方：怀牛膝一两，大黄四钱，茺蔚子五钱，羊肝五钱，蝉蜕五钱，玄参四钱，连翘四钱，当归四钱，白芍四钱，全蝎八分，柏子仁五钱，栀子三钱。

共研细末，炼蜜为丸，重三钱，早、晚各一丸。丸药服尽，云翳全退而愈。

按语：时在初夏，系内蕴郁热及伏气化热挟肝郁逆气上冲所致。其郁热逆气上冲头部则头痛；随肝脉上注于目则目痛。此证若以清热明目之法治之，甚难收效。宜先治其头痛，欲治头痛，须先治其气血上逆，故投疏肝、降逆、清热之剂，二剂轻，八剂病去七八，服丸药一料竟收全功。用大黄、芒硝者，乃釜底抽薪之治法。

疹后余热攻目

赵姓小儿，男，5岁。

出疹时目不能开视，六日疹退，而两目红肿且痛。检视之，其眼珠上翻，不露黑睛，家人惊骇，延为诊视，其证同前。便燥尿赤，舌苔白厚而干、中心黄，面赤气粗，脉象实大而滑。

诊断：所现脉证，系阳明内实之证。因疹后余热炽盛，失于清解，而转属阳明，移热于肝，上蒸目系（因肝脉上连目系），故眼珠上窜，瞳仁反背，其红肿疼痛，亦邪热蒸灼所致；舌苔黄厚，尿赤便燥，又是阳明热实之证。治宜清泻之法。

处方：玄参四钱，连翘三钱，黄芩二钱，栀子二钱，白芍二钱，全蝎一钱，甘草一钱，大黄四钱，芒硝三钱。

前药水煎二回，合在一起，加硝、黄，再煎数沸，分三次服，每四小时一次。

复诊：服药后，下大便二次，微溏，微露黑睛，脉仍滑实，系余热犹炽。仍按前方服之，大黄改用五钱，煎服如前。

三诊：下溏便三次，黑睛全露，已见瞳仁，红肿见消，舌苔亦退，能进粥汤，脉象稍数。系尚有余热，治以清热之法。

处方：白芍四钱，玄参四钱，天花粉三钱，石决明三钱，茅根五钱，黄芩一钱，甘草一钱。

水煎二回，分二次服。

再服一剂而愈。

按语：疹后瞳仁反背，说明肝风已动，故目珠上窜，不露黑睛。若再延误数日，肝风大动，必现痉厥，而为不治之证。故用清热之法，使余热除而肝风息，病遂得愈。全蝎功能疏肝息风，与硝、黄并用，能收全效。

药 物 篇

人 参

一、人参能补元气，佐以姜、附可以回阳，伍以地、芍可以滋阴，加入白虎汤中，能于热邪炽盛之时，立复真阴。辅佐得当，则阴阳气血皆有补益。

二、古之所用人参，各方书皆谓出于山西上党，即今之党参。且《本经》谓其味甘，而今之党参亦味甘，足证今之党参即古之人参无疑。多年习用党参挽救险证，不知凡几。

三、治验病例：

例一：一工人，年30余，因劳作过力，致觉胸中气不足用，动则作喘，仍能坚持工作，延误月余。虽不动作，亦觉气不续息而作喘，且觉胸中重坠，脉象沉迟而弱，两寸尤甚。断为气伤虚陷。处方：黄芪一两，升麻一钱，知母三钱，柴胡三钱，桔梗三钱，煎服三剂。自觉气息稍充，诊其脉仍弱而不起，按前方加党参一两，黄芪改用一两五钱，知母改用五钱，以防服参、芪重剂生有浮热。连服二剂，病大见减，动作时亦不觉喘，脉已见起。略有加减，又服数剂而愈。

用此汤治愈气伤虚陷及类似此证者甚多。其较轻者但予升陷汤，即能有效；较重者，宜用人参以固元气，否则愈后恒多反复。

例二：一人，年27岁，素日体弱，初夏长途劳役，于旅途中得温病，勉强归里，病遂增剧。谵语不休，口舌干燥，舌苔黄褐色，渴饮冰水，周身壮热，气息甚弱，语声低微，不能起坐，脉大而数，无洪滑之象。病已十一日，乃邪实正虚，急予白虎人参汤加减治之。处方：人参八钱，生石膏末三两，知母五钱，玄参六钱，甘草二钱，生山药八钱。服尽一剂，病即见轻，脉数已减。照前方将人参改用五钱，石膏改用二两，去知母，加白芍三钱，连服二剂而愈。

此证得之于长途劳役，且素日体弱，故病较重。幸患者年轻，气虽伤而根基未摇，是以能愈。足见党参之补力确实可靠，用于白虎汤中清热补虚并行不悖。若寒温病在阳明炽盛之时，其人证实脉虚，或年高体弱，或用三法之后，于白虎汤加人参无不获效。

黄　芪

一、黄芪为补药之长，故名曰芪。其性补而兼升，兼治气伤虚陷。与发表药同用能除外风，与清热育阴药同用能息内风，故《神农本草经》谓其主大风。并治痈疽败疮，溃后脓稀，不能生肌；表虚自汗；气虚小便不利，转为肿胀；妇女气伤下陷，而为崩漏等证。

二、黄芪，皮黄、味甘者为佳品，若其皮色微黑、味不甘，其效较差。

三、治验病例：

例一：一媪，年近七旬，突然左半身偏枯不遂，数日后左侧手足皆痿废不用，其脉浮大弦硬，沉取甚弱。此乃内气不敛，外越欲散之象。为疏方：黄芪一两五钱，当归四钱，乳香三钱，没药三钱，丹参三钱，山萸肉六钱，生龙骨六钱，生牡蛎六钱，白芍三钱，知母三钱。煎服三剂，左手足即能动转，脉渐收敛，略有加减，又服数剂而愈。

本例年近七旬，脉象毫不和缓，沉取且弱，知系内气大虚而不收敛所致。故重用黄芪竟达一两五钱之多，辅龙、牡、山萸肉以收敛之。若其人年壮，气又不虚，脉浮大弦硬，沉候有力，而半身不遂者，宜用降敛之法以治之，黄芪为禁用之药。

例二：一人，年50余，当仲秋时天气尚热，夜寝未闭门窗，翌晨则周身四肢皆瘫痿不用，脉象浮濡。处方：黄芪八钱，当归六钱，乳香三钱，没药三钱，丹参三钱，知母三钱，防风三钱，羌活三钱，全蝎一钱半，蜈蚣三条。首煎服后，周身出微汗，遂能起床在室中散步；又将二煎服后，复得微汗，病遂痊愈。

例三：一人，年40余，身体甚弱，患小便不利，点滴不能成流，每次小便须二十分钟，两胁肋痛，喜按。其脉左部异常细弱，右部差强，知其肝气甚虚，不能条达，致两胁作痛。因肝虚失疏泄之职，故小便不利。处方：黄芪八钱，山萸肉六钱，白芍四钱，当归四钱，乳香四钱，没药四钱，丹参四钱，柴胡一钱，知母三钱。连服三剂，诸证悉减。照方加茯苓三钱，又服十剂而愈。

石　膏

一、石膏善解寒温病阳明大热，并能清伏气之热。所谓伏气化热，即《素问·阴阳应象大论》所谓"冬伤于寒，春必病温"之温病类。盖冬寒之时感邪较轻，不能即病，其邪伏于三焦脂膜之中，阻塞气化之流通，久之暗生内热。迨至春阳发越，薄受外感，或志中有火，而触动之，发为温病。从经验中得知，其发为温病者固多，其不发为温病，而转为种种变证者亦复不少。如热熏肺部，即为痰嗽喘咳；窜入厥阴，随经上蒸于目，为目疾肿痛、云翳遮睛；蒸于喉部，即为咽喉肿痛；聚于阳明，发为齿痛牙宣；或窜于关节，而为关节肿痛。用石膏皆能清之。

二、石膏宜生用，不可煅用，煅用至一两则能伤人。纯白亮、大块者为佳品，若不亮、色暗或微红者为次品，药效大减。

三、治验病例：

例一：一妇人，年30余，时当初夏，百里相邀，至其家门。见患者头枕冰囊，身覆单衣，尤觉烦热，渴饮冰水，舌苔白厚微黄，诊其脉洪而有力，知系温病，阳明热炽。为疏方：生石膏末三两，玄参八钱，知母三钱，生山药六钱，甘草二钱，尽剂热即觉轻。又服一剂，热退，不用冰囊，舌苔退去弱半，大便下一次，脉洪见平。将石膏改用二两，去知母，又服二剂而愈。

例二：一人，年50余，患咳嗽十余日，痰多稠黏，医治数日不效。视之舌苔白厚而干，呼气甚热，脉实而有力。断为蕴有伏气之热，熏蒸肺部所致。因病人闻汤剂药味即呕，遂制散剂服之。生石膏末二两，分为七付，于三日间服完，诸证大见减轻，舌苔退去弱半。诊其脉仍实，复予生石膏末二两五钱，分为九付。服六付后来诊，见其舌苔退去强半，脉见柔和，痰嗽大减。余三付服完，病虽向愈，其脉仍甚有力。知其余热未清，又予生石膏末一两，分为五付，尽剂病愈。

此证乃伏气化热之病，其热伏于肺胃之间，上蒸肺部而为痰嗽。先后共服生石膏末六两余，其病竟愈，足见石膏能善清伏气之热。

例三：一人患目疾红肿磨痛，服药不应，乌珠已生云翳，脉象洪实。予生石膏末三两，分为十付，用粳米汤送服，日三次。患者望病速愈，于夜间加服一付。翌日复诊，磨痛大减，脉象仍洪，服尽病愈强半。诊其脉洪象虽减，仍甚有力，复予生石膏末五付，每付二钱，日二服，药尽云翳已退而愈。本证系因伏气之热窜入厥阴，随经上蒸于目所致。

例四：一学生，年 15 岁，患咽喉肿痛，已服药六七日不愈，求为诊视。其肿痛处甚热，舌苔白厚，渴饮冰水，大便二日未行，脉象洪数。断为伏气化热为病，其热聚于咽喉，故肿而痛。为疏方：生石膏末二两，玄参八钱，甘草二钱，桔梗三钱，粳米三钱。服一剂，肿痛悉减，又服一剂痊愈。

白 术

一、白术为补脾之专药。健胃，消痰水，止泄泻，燥湿渗水，治脾虚作胀，及脾湿不能运行津液而作渴，肢体疲倦无力等。

二、白术用时宜炒，炒则香气自出，始能显效。产于浙江於潜者，谓之於术，色黄气香者尤佳。

三、治验病例：

例一：一媪，患腹泻，日三四次，已半载，医治不愈，间有轻时，旋即反复，脉象濡弱，右部较甚，知为脾胃虚弱所致。处方：炒於术一两二钱，党参四钱，茯苓五钱，炙甘草三钱，砂仁一钱。连服五剂而愈。

例二：一妇人，年 30 余，患经漏证。经血淋漓不断，经医治数月不效，求为诊视。脉象极弱，右部尤甚，饮食甚少，大便不实。检其前服方药，皆调经养血之剂，原甚平正。其所以不愈者，以脾胃中气大虚，不能固摄气化，血既不固，故时时下溜。宜以补中气、健脾胃之法治之。处方：炒於术一两，党参四钱，茯苓四钱，黄芪三钱，当归三钱，山萸肉四钱，白芍三钱。连服三剂，血止思食，脉亦见起。照前方炒於术仍用一两，余药略有加减，又服数剂而愈。

例三：一妊妇，腹胀满闷，周身浮肿，口舌干燥，不渴，且喜食干物，而所食甚少，脉象濡弱。断为脾胃大虚，不能制水，又不能运行津液而致。处方：炒於术一两，茯苓八钱，党参三钱，陈皮一钱。连服三剂，病愈强半。照方去陈皮，加砂仁一钱，又服数剂痊愈。

山 茱 萸

一、山茱萸为收敛气化、固涩滑脱无上佳品。善治内气大虚，肝气虚极不能固敛，汗出如洗，周身瞤动，势欲虚脱之险证。

二、宜去核用之，故又名山萸肉，以味极酸涩者为佳。

三、治验病例：

例一：一妇人，年 27 岁，小产伤血过多，次日忽发抽搐，汗出遍体，气息若不相续，脉来微细。急予山萸肉一两五钱，黄芪一两，当归五钱，生龙骨六钱，生牡蛎六钱，煎服二剂，抽搐自汗皆止，气息稍壮，自能起坐，脉亦见起，但仍细弱，心中微觉发热。照方加白芍三钱，甘草一钱，又服数剂而愈。

例二：一妇人，年 34 岁，患吐血证。每日多在清晨吐血二三口，但亦有愈时。若着急上火，或动怒过劳后，必吐血数口，如斯者二年有余，百治无效，求为诊治。其脉虚而略数，断为内气虚逆，不能收敛，有时冲逆于络脉之中，致血不归经，妄行而吐，宜补而敛之。处方：山萸肉一两，生龙骨一两，生牡蛎一两。水煎二回，分三次服，每次送服三七粉一钱。旬日间服药五剂，血止不吐。照前方加藕节一两，继服四剂，其病遂愈。

例三：一社员，年 36 岁，夏初工作过劳后得温病，治失其宜，卧床不起，已成坏证，延为诊视。见其气息不足，周身颤动，稍一动作则喘而汗出，舌苔干薄，大便溏，小便短赤，脉象虚大略数，重按甚弱。断为温病失治，气液两伤，兼有虚热之坏证。尤以脉长虚大，时出自汗，为内气不敛，有外越之势，宜急补敛以防虚脱。处方：山萸肉一两五钱，生山药一两，枸杞子五钱，党参四钱，麦冬五钱，玄参四钱，熟地一两，茯苓三钱。煎汤一大碗，加入生鸡子黄二枚，分四次温服，二小时服一次。服尽病见安稳，照方又服一剂，气息见壮，周身不颤动，汗止思食，脉亦见起，不若以前之虚大。照方将山萸肉改用一两，麦冬、玄参各改用三钱，又服三剂，其病遂愈。

地　　黄

一、地黄鲜者功能清热凉血，治血热妄行，因热吐血、衄血及二便下血等证；干地黄治阴虚生热，骨蒸劳嗽；熟地黄能滋阴补肾，治肾虚不藏，不能纳气，小便不利积成水肿，各脏腑阴分虚损等证。

二、治验病例：

例一：一工人，年 23 岁，得吐血证，两日间吐血盈盂，其脉甚数，沉候有力。知系血热上逆所致，予犀角地黄汤加减。处方：鲜地黄一两，白芍四钱，瓜蒌仁四钱，牡丹皮三钱，竹茹三钱，清半夏三钱，生赭石三钱。煎服一剂血止，又服一剂而愈。

例二：一工人，年 34 岁，患咳嗽、痰中带血，兼发灼热，胁痛。医治数月不效，复添滑精，七八日一次，延为诊视。询之证如前述，形气甚弱，脉象虚数兼弦。予疏肝理肺、止嗽化痰之法治之。约两月余，咳嗽、痰血、胁痛诸症皆愈，惟灼热、滑精仅减弱半。诊其脉两尺微弱而数，知其肾阴亏损，用熟地黄嚼服，日三次，每次半两。服二周后，灼热、滑精皆愈，脉亦不数，两尺重按尚弱。令其继续服之，又服斤余，诸证皆除而愈。

例三：一妇人，年40余，得伤寒证，治失其宜，延误二十余日，已成坏证。每日滑泻数次，气息若不相续，一言三止，稍一转动，则汗出遍体，心悸怔忡，脉象微弱，两尺尤甚。此肾阴虚竭之危候。急用熟地黄一两，生山药一两，枸杞子五钱，党参四钱，山萸肉四钱，白芍四钱，炙甘草二钱。一日夜连服二剂，泻止思食，病大减轻。惟心中微觉烦热，照方加麦冬、玄参各三钱，继服数剂，其病遂愈。

上二例，足证熟地黄有峻补肾阴之功，但需重用，其效始显。

山　药

一、山药善能固摄气化，对于精气神皆有补益，滋阴养血。如大病后不能自复，或阴虚发热而兼滑泻，或肾虚滑精，或妇女胎前产后，或阴虚劳嗽等，凡阴分大虚、气液耗散等证，重用多服，其效如神。

二、山药产于怀庆者佳，其色纯白，汁浆稠黏，可以多服常服。惟宜生用，不可炒用。若入丸、散剂中，蒸熟用之尤佳。

三、治验病例：

例一：一妇人，年23岁，小产伤血过多，汗出而喘，面唇㿠白，周身颤动，将有欲脱之象，脉象异常微细。遂用生山药半斤，煮浓汁徐徐饮之，并用生山药末一两，和水蒸熟，少加白糖，和生鸡子黄一枚，当粥食之。两日间服山药一斤半，生鸡子黄五枚。此时精神已振，自汗、喘促、身颤等症悉除，能自坐起，思食粥汤，脉亦见起，但沉分尚弱。复予补养气血之剂，仍重用山药，继服五剂而愈。

例二：一媪，年50余，于季春得温病，已十余日，传经之热已清，突然滑泻，喘而汗出，微觉烦渴，气息甚弱，脉象虚微，两尺重按若无，此乃虚脱之象。盖其人年逾五旬，素日体弱，又卧病十余日，服克伐之药太过，故现此脉证。急予生山药四两，白芍三钱，炙甘草二钱，党参三钱。煎服二剂，病大减轻。照方又服二剂，其病遂愈。

例三：族妇，年68岁，患痰喘咳嗽，病已多年，身体瘦弱。近来复添周身灼热，大便溏，日三四次，脉虚略数。参此脉证，乃病久阴虚之象。处方：生山药四两，白芍四钱，炙甘草三钱。连服五剂，灼热便溏已愈过半，喘嗽亦见减轻。复用生山药一斤，鸡内金五钱，党参三钱，共研细末，每用五钱，和水蒸熟，少加白糖，当茶汤随意服之。服尽不仅灼热、便溏诸症皆愈，而喘嗽病亦愈强半，身体较前健壮。

例四：一妇人，年40余，患泄泻经年不愈，或有轻时，旋即反复，日见羸弱，午后觉五心烦热，脉象虚数，一息五至强。断为脾胃已伤，复因久泻伤阴，阳不潜藏所致。处方：生山药四两，白芍五钱，炙甘草三钱。连服五剂后，不觉灼热，而腹泻亦见减轻。继予生山药一斤，鸡内金五钱，党参三钱，共为细末，每用五钱，和水蒸熟，少加白糖，当茶汤随意服之，药尽而愈。按此方既便于服用，又甚适口，多服久服毫无他弊。功能收敛，补养气血，但需常服，功效才显。

当　　归

一、当归能生血活血，宣通气分，缓肝急，止腹痛，又能止血，治吐衄及二便下血，凡血虚、血枯诸证，皆宜用之。

二、当归，气香液浓、油润不干枯者佳。凡病人大便不实，虚劳汗多者忌用。

三、治验病例：

例一：一妇人，伤寒愈后转为少腹痛，经多方医治，数月不愈。诊视之，脉数一息五至强，痛处觉热，知系伤寒传经之余热，深陷奇经冲任之间，滞其气血之流通，因而作痛。处方：当归一两，白芍六钱，生地五钱，丹皮四钱，甘草二钱，茅根三钱。一剂知，二剂已。

例二：一室女，年17岁，身体瘦弱，天癸虽至，而月经一次少于一次，有欲断之势，饮食渐少，询方求治。予生山药末一斤，鸡内金末五钱，和匀，每用五钱，用水蒸熟，加糖，当茶汤服之，每服送当归末二钱。服尽不但经血渐调，身体竟从此健壮。

例三：一妇人，年40余，患大便下血证，已半载不愈，求为诊治，脉象虚大。处方：当归酒炒、山楂微炒，各等分，共研细末，每服三钱。服至十两，其病遂愈。

麦　　冬

一、麦冬能滋阴退热、宁嗽定喘，于濡润之中，具有开通之力。

二、宜带心用之。

药　物　篇　　103

三、治验病例：

例一：一妇人，年 30 余，妊娠三个月，患伤寒证五六日，脉来数动一止，一息五至强，沉分较弱，口干而渴，精神不振，心中悸动不安。按：此证与《伤寒论》中复脉汤之主证相似，惟脉象不同，拟复脉汤加减予之。处方：生地一两五钱，麦冬一两五钱，党参三钱，炙甘草三钱，酸枣仁五钱，桂枝二钱，生姜二钱，大枣七枚。煎服一剂，病即见轻。再服一剂，其正气充，表里和，遂作汗而解。

例二：一小学教员，年 30 余，患肺病咳嗽，医治半年不效，求为诊治。其证现咳逆痰稠，口干微渴，舌苔干薄，嗽甚则喘，脉来浮数，沉分较弱。断为肺气虚燥所致，予《金匮要略》麦门冬汤治之。处方：麦冬一两五钱，白芍五钱，甘草二钱，半夏三钱，玄参六钱，生山药八钱。煎服一剂，病即较轻。续服二剂，病已向愈，略有加减，又服二剂而愈。

干　姜

一、干姜为温补三焦阳分之要药。与五味子同用，能利肺气而治因寒咳嗽；与厚朴同用，治寒饮在胃脘，饮食不化；与甘草同用，调其辛味，使热力悠长；与滋阴药同用，能温养血脉，治妇人产后灼热。

二、干姜炮之味苦，其热性大减；若炮制成炭，则失姜之本性。

三、治验病例：

一媪，年 60 余，病腹泻半载不愈，日泻三四次，饮食甚少，且不能消化，其脉沉弱而迟。断为脾胃虚寒所致。处方：干姜五钱，党参三钱，炒於术六钱，炙甘草三钱，茯苓四钱。连服五剂而愈。

《医学衷中参西录》所载温降汤，能治胃气因寒不降，转迫其血上溢所致之吐衄血证。遵用此方加减，治疗类似吐衄血证，数人皆愈。可知吐衄血证，诚有因寒而致者。惟其脉必沉迟濡弱，舌无苔而润，口中和，不干不渴，二便如常者，方可用之。

桂　枝

一、桂枝既能降逆气，复能升大气，又能宣通表里，调和荣卫，平肝和肝，抑肝木之盛，疏肝木之郁。

二、桂枝入药宜采其嫩尖，或细碎小片，嚼之有甜辣味者为佳品，如嚼之无甜辣味者无效。若病属血证，或有伏热者忌用。

三、治验病例：

例一：一工人劳动时用力过度，伤其胸中大气，遂觉气不足用，动则作喘，且觉心腹冷痛，日甚一日，脉象沉迟细弱。处方：桂枝尖三钱，黄芪一两，党参五钱，柴胡二钱，升麻一钱，干姜一钱。煎服四剂痊愈。此证用桂枝取其升大气，并助干姜温中，能止腹痛。

例二：一人受外感咳嗽，自用便方发汗不愈，且添喘逆，已三四日，竟至喘不得卧，并觉脐下悸动，有逆气上冲，喘即增剧。其脉上盛下虚，寸部大于尺部一倍，一息不足四至。知系外感风寒兼有水气，挟下焦虚寒之气上逆所致。予小青龙汤和苓桂术甘汤二方加减：桂枝尖四钱，干姜二钱，杏仁三钱，白芍三钱，五味子三钱，於术三钱，细辛八分，甘草二钱，茯苓五钱，清半夏三钱。煎服二剂，病愈强半。照方去细辛、五味子，加生龙骨六钱，生牡蛎六钱，又服一剂而愈。加龙骨、牡蛎者，因其下元甚虚，在病已向愈之时，能收敛下焦之气化，足见桂枝有降逆之功。

赭　　石

一、赭石善能降逆气、开痰涎、止呕吐、通燥结。凡逆气上冲诸证，用之得当，能收奇效。

二、赭石虽系石质，而层层如铁锈，生研细末服之，于肠胃毫无所伤，亦无开破之弊，故能降逆气而不伤正气。其形一面点点作凸形，一面点点作凹形者良。

三、治验病例：

例一：一叟，年72岁，得膈食证三月余。初则饮食渐少，继则噎膈不下，仅喝牛羊乳或代乳粉充饥，虽能下咽，常吐出过半，脉象上涩下虚。断为内气大虚，兼冲胃之气上逆所致。处方：生赭石末八钱，党参六钱，生山药六钱，当归四钱，麦冬四钱，清半夏四钱。煎服一剂，自觉有效。连服五剂后，始能食稠粥一碗，下行不觉噎塞，大便间日一行，脉亦见起。照方略有加减，又服数剂而愈。

例二：一媪，年60余，得便秘证已二年余。排便涩滞，每四五日一行，痛苦万分，多方医治不效。诊视之，脉象浮大，两寸尤甚，但沉候甚弱。断为气机上逆，有升无降，不能下运津液所致。处方：生赭石末一两，党参六钱，生山药六钱，当归五钱，天冬四钱，肉苁蓉四钱，紫苏子二钱。煎服五剂，大便间日一行，亦不甚痛苦，但仍干燥。照方又服四剂，病除八九。遂制丸药一料，尽剂痊愈。

例三：一妇人，年25岁，受孕近两个月，得恶阻呕吐证。初仅日吐一次，尚能饮食，旬日后，竟勺水不存，脉浮有滑象，沉候较弱。予六君子汤加减，半夏用五钱，服二剂有小效。遂改方：党参三钱，半夏四钱，生山药五钱，生赭石末八钱，焦白术三钱，竹茹三钱，茯苓四钱，陈皮二钱。煎服三剂，其病遂愈。妊娠恶阻，轻者仅用半夏，重者必加赭石，方可收效。

例四：一妇人，年24岁，临产三日不生，血流甚多，异常困顿，且觉胎气上逆。助产者要动手术，家人惊惧，欲服药试之或能求生。余诊之，其脉象虚大，不任重按。遂处方：生赭石末二两，党参一两五钱，当归一两二钱，枸杞子五钱，龟板六钱。初煎一碗，顿服之；次煎七分，继又服下，移时即产。产后复用当归补血汤加减，服二剂调养。上方系《医学衷中参西录》所载大顺汤加味。本方能治难产，但不可早服，必须胎衣破后，小儿头至产门者，始可服之。用炒冬葵子一钱，或用大菊花瓣一钱，为引煎服。

连　　翘

连翘善发风温之汗。凡确诊非伤寒脉证，而现脉浮略数、头痛、微恶寒，而发热较甚之温病者，用之最宜。因其发汗力较柔，须用至六七钱，其效乃著。至于温疹初得，已见红点之时，伍薄荷、蝉蜕，能使疹透发外出。

小　　蓟

小蓟，东北俗名枪刀菜。入药宜用其根、茎、叶，亦可捣取汁，用开水冲服。治一切失血证之因热者，及疮疡肿痛，血分虚热者，其效甚验。

知　　母

知母性虽寒并不大寒，且液浓而滑，善能滋阴退热，伍黄芪治阴虚灼热。佐白芍、阿胶，少加肉桂为引，治阴虚不能化阳，导致小便不利，转为浮肿者，甚为有效。

天　花　粉

天花粉有清热解毒、润燥化痰、止渴生津之效，非其他清凉药所能比拟。用治肺病燥咳，痰稠而黏，宜伍玄参、瓜蒌皮，麦冬，川贝母，白芍，甘草；若治疮痈初起，火毒炽盛，宜伍山甲、连翘、知母、乳、没；若痈溃脓出过多，生肌不速，宜与黄芪、白芍、乳、没并用；若治温病传经，热盛渴饮，宜与玄参、茅根、石膏、知母、甘草配伍。

柴　胡

柴胡为少阳经之主药，能条达少阳木气，以散胆腑之热，并疏肝气之郁。《伤寒论》柴胡汤之煎法，系将药煎成，去渣再煎，而后服之。盖柴胡有升提之功，若多用则兼有发表之力。治少阳证不宜发表，故去渣再煎，以减其表散之性。遵斯义而变通之，可先煎柴胡，后入群药煎之。

玄　参

玄参有滋阴清热之长。凡寒温病阳明之热未至甚实，非若白虎汤之重者，恒重用玄参，佐白芍、花粉，并加茅根，治愈甚多。

五　灵　脂

五灵脂善于行血化瘀、消积止痛。曾治一妇人产后三日，小腹痛甚，下恶露甚少，知系停瘀所致。予当归一两，川芎五钱，煎服二次，每次送服五灵脂末二钱，一剂痛减强半，再剂而愈。其治心腹诸痛，恒伍乳、没、归、芎等，投之辄效。

莲 藕

莲藕性和平，养分亦多，治吐衄失血诸证甚效，宜重用之。曾治一人患吐血证，经年不愈，日见羸弱，予藕节一两，煎汤送服三七粉一钱，日二次，旬日间藕节服尽二斤，病遂痊愈。

白 头 翁

白头翁，余曾亲尝之，得知其根甚苦，其茸中心又甚辛，故宜根茸并用。功能除湿清热，治二便下血、妇女赤白带下诸证。稍有收敛性，亦治痢证。

茵 陈

茵陈，清热除湿是其所长，并能疏肝胆之郁，通脾胃之滞，故善治黄疸病，及肝气不舒诸证。

鸡 子 黄

鸡子黄本寻常食品，人多忽之。遵仲景黄连阿胶汤，用治伤寒少阴证，心烦不得眠。盖手少阴心阳独亢，用黄连等清心，乃正治之法。然肾阴大虚，不能上济心阳，心热虽清，亦属治标。故佐阿胶、鸡子黄峻补肾阴，使肾气充则心肾交，水火既济，始能获愈耳。举凡阴虚心悸、怔忡、虚烦不眠，妇人产后阴血大伤致精神怯弱、怔忡莫支等证，单用或佐群药均效。

鹿 角 胶

鹿角胶最能补肾气、壮元阳、益精养血，治肝肾衰弱，阳痿精寒，用之多年，实有成效。治妇人滑胎，与菟丝子等并用极效。

菊　　花

菊花善消疔痈之毒，宜重用至两许，伍以消肿解毒之剂有大效。

槐　　角

槐角善于止血而不停瘀，性近三七。常伍三七、生地、芍药、牡丹皮、赭石、半夏、竹茹等，治吐衄血、痰中带血及二便下血等症，屡用屡效。

血　余　炭

血余炭治一切血证，能化瘀血而不伤新血，又能止血而不停瘀。凡吐血、衄血、二便下血、经漏、血崩等症，用之多年甚效。与三七粉各等分，共研细末，名二物理血丹。

酸　枣　仁

酸枣仁治心虚怔忡、惊悸、失眠，伍柏子仁、山药、龙眼肉、茯苓等，用之有效。凡镇惊安神宜用朱砂之证，皆宜佐以酸枣仁，始能标本兼治。至于失眠一证，非酸枣仁之专长，惟因心胆怯弱而致失眠者，用之方能生效。

附　方

1. 急救回生丹

治霍乱吐泻转筋，诸般痧证暴病，头目眩晕，咽喉肿痛，赤痢腹痛，急性淋证。

方：朱砂一钱半，冰片三分，薄荷冰二分，甘草一钱。共研细末，成人每付一钱，儿童酌减，开水送服。

2. 清　解　汤

治温病初得，头痛，周身骨节痛，发热，背微恶寒，脉浮或微有滑象者。

方：薄荷四钱，蝉蜕三钱，生石膏六钱，甘草一钱半。水煎二回，分二次服。若在初春或秋后初得时，无热象者，可加麻黄一二钱，石膏宜少用。

3. 寒　解　汤

治温病周身壮热，心热而渴，舌苔白黄，脉洪滑，或头痛，周身犹有拘束之意者。

方：生石膏一两，知母一两八钱，连翘一钱半，蝉蜕一钱半。水煎二回，分二次服。

4. 仙　露　汤

治寒温证传至阳明，表里俱热，心热思饮，脉洪滑，尚不至甚实，舌苔白厚，或白而微黄，或有时背微恶寒。

方：生石膏二两，玄参一两，连翘三钱，粳米五钱。水五碗，煎至米熟，其汤即成。约得药汁二碗半，分三次温服。若服尽一剂，热犹在者，可再服一剂，使药力昼夜相继，以病愈为度。

注意：若服药后，腹中微觉凉，或欲大便者，即停药勿服。二三小时后，并未大便，仍可少予服；或已大便而甚燥，其热犹在者，亦可少少予服。

5. 从 龙 汤

治外感痰喘，服小青龙汤病未痊愈，或愈而复发者。

方：生龙骨一两，生牡蛎一两，白芍五钱，清半夏四钱，炒紫苏子四钱，牛蒡子三钱。水煎二回，分二次服。

6. 清金益气汤

治虚羸气弱，劳热咳嗽，肺痿失音，频吐痰涎，一切肺金虚损等证。

方：黄芪四钱，生地五钱，知母三钱，甘草三钱，玄参三钱，牛蒡子三钱，川贝母三钱，沙参三钱。水煎二回，分二次服。

7. 滋阴养肺汤

治日久喘嗽，肺气大虚，阴液将竭，痰壅气促，夜不得卧，或燥咳频频，或痰中带血，或痰有臭味。凡肺气虚损，肺阴大伤，肺无客邪者，均可用之。

方：百合六钱，生山药六钱，枸杞子四钱，沙参四钱，麦冬四钱，川贝母三钱，瓜蒌皮三钱，清半夏三钱，白芍三钱，玄参三钱，牛蒡子三钱，甘草二钱。水煎二回，分二次服。

方义：百合、山药、枸杞、沙参、麦冬能保肺气，滋阴养肺；芍、草甘苦化合，是养肺之佳品；佐牛蒡、川贝、瓜蒌皮以化其痰涎，玄参清肺热。半夏性虽燥，有滋阴药佐之，则不显其燥。《金匮要略》麦门冬汤中半夏、麦冬并用，能治肺虚燥咳，且半夏能引浊水、降逆气，治咳气上逆等证，尤为特效。若肺虚甚者，可倍加百合、山药、枸杞、沙参；肺热盛者加知母、黄芩；气伤虚陷，喘不息肩，脉沉微者，可加参、芪以扶正气。

附案：痰喘咳嗽

刘×吉，男，50岁，职员。

于1949年冬季患喘嗽，继则一年重于一年。1955年春季开始，曾在西医院行组织疗法，长达十七个月之久，病未少减。1956年9月下旬，来我院门诊。其症见：喘嗽并作，痰多而黏，夜不得卧，食少无力，形气俱衰，脉象浮大，沉分极弱，关脉特弱，寸部尤虚，一息四至强。

诊断： 喘嗽七年，脉甚虚弱，肺气已伤可知。肺气伤不能运行津液，则所有津液悉化为痰。吐之日久，阴液亦随之而伤，加以饮食甚少，养分不充，是以日见衰弱。断为脾肺皆虚，阴液将竭所致。肺虚液枯，自应滋阴养肺，但脾为后天之本，肺金之母，以关脉特弱，又于饮食，故知脾虚已甚。脾气不复，资生何赖？是宜先壮其脾胃，兼养肺化痰，以为初步治法。

处方： 炒白术四钱，生山药八钱，百合六钱，沙参三钱，寸冬三钱，牛蒡子二钱，清半夏二钱，川贝母二钱，甘草二钱，白芍三钱。以上十味，水煎温服。

复诊： 本方服一剂，自觉有效，因连服六剂，饮食增加一倍，气力较充，喘嗽痰涎，亦较前稍轻，吐痰仍甚稠黏，脉弱稍起，寸部仍弱而微数。据此脉证，宜滋阴养肺，处以滋阴养肺汤。

处方： 百合六钱，生山药八钱，枸杞子四钱，沙参三钱，寸冬三钱，牛蒡子二钱，白芍三钱，甘草二钱，玄参三钱，瓜蒌皮三钱，清半夏二钱，川贝母二钱。以上十二味，水煎温服。

三诊： 服药二剂，喘嗽见轻，脉仍虚数，吐痰稠黏，为加天花粉三钱。

四诊： 又服四剂，脉数已减，吐痰较少，亦不稠黏。减去花粉，将玄参、瓜蒌皮各用二钱。

效果： 于三星期内服药十五剂，病愈十之八九，体力较壮，能恢复工作。患者以久病新愈，唯恐反复，要求配丸药多服，以除病根。因按滋阴养肺汤方，加倍分量，配丸药一料，俾缓缓服之，以期根除。

按语： 此证喘嗽不得卧，痰涎壅盛，七年之久，其人年已五旬，行气衰弱，病至此不为不重。据其脉象，微弱虚数，断为肺气大虚，阴液将枯，毫无客邪，与滋阴养肺之治法，服药二十余剂，其病竟愈。起先，余对于多年咳嗽痰喘一证，数十年来，医治多人，其较轻而能治愈者，原居多数；其较重而不能治愈者，比例居百分之百，实觉心中愧对。因而对于此证，悉心钻研，又历十数年，似有一线曙光。复于1955年春，遇一患此证者求诊，自言近经一医诊治，为疏一方，服未尽剂，病遽增重，几至不起。视其方乃治喘嗽寻常之方，唯内有麻黄二钱，何以服后，病转加重？诊其脉微弱虚数，寸部尤甚。参其脉证，知系肺气大虚，阴液将竭，毫无客邪，故不受麻黄之温散。病机在此，恍悟治此证，非滋阴养肺不为功，并悟以前所治类此重证，属于肺虚液竭者，在在皆是。不知与以滋阴养肺之治法，竟与以治喘嗽寻常之套方，无怪不能治愈之例，居百分之百也。因按滋阴养肺之治法处方，与服十余剂，其病遂脱然而愈，后遇类此之喘嗽证，与以滋阴养肺法治之，大抵皆效。方既拟成，用之屡效，遂按其功效命名，为滋阴养肺汤。

8. 资 生 汤

治虚劳羸弱，饮食减少，咳嗽喘促，午后灼热，脉虚数。亦治女子血枯不月。

方：生山药一两，炒於术四钱，生鸡内金三钱，玄参五钱，牛蒡子三钱。水煎二回，分二次服。

9. 建 瓴 汤

治气血上冲，目胀耳鸣，剧烈头痛，或兼肝肾虚弱者。

方：生山药一两，怀牛膝一两，生赭石八钱，生龙骨六钱，生牡蛎六钱，生地六钱，柏子仁四钱，白芍四钱。磨取铁锈水，煎二回，分二次服。

10. 升 陷 汤

治胸中大气下陷，气短不足以息，或努力呼吸，有似乎喘，或气息将停，危在顷刻。其兼证或寒热往来，或咽干作渴，或满闷怔忡，或神昏健忘。

方：黄芪六钱，知母三钱，柴胡一钱半，桔梗一钱半，升麻一钱。水煎二回，分二次服。

11. 朱砂安神丸

治惊悸失眠，由于心中蕴热，神明被扰，致心阳不降，怔忡不安，或噩梦纷纭，不时惊惧。

方：黄连三钱，栀子三钱，当归四钱，生地五钱，朱砂三钱。共研细末，炼蜜为小丸，每服二钱，睡前服之。

12. 加味温胆汤

治惊悸失眠，由于水停心下，或素有痰饮，兼有浮热者。

方：茯苓八钱，清半夏四钱，陈皮二钱，甘草一钱，竹茹三钱，枳实二钱，栀子二钱，郁李仁五分。水煎二回，分二次服。

13. 加味酸枣仁汤

治惊悸失眠，心常惊惧，怔忡不宁，由于心脏虚弱、神气不足者。

方：酸枣仁四钱，知母三钱，茯苓四钱，川芎二钱，柏子仁四钱，茯神四钱，朱砂末一钱。水煎二回，分二次温服，每次送服朱砂末五分。

14. 加味黄芪桂枝五物汤

治历节风证，周身关节皆痛，或四肢麻木作痛，足不能行走，手不能持物，及五痹等证。

方：生黄芪一两，炒於术五钱，当归五钱，桂枝尖三钱，陈皮三钱，白芍五钱，秦艽三钱，生姜二钱。水煎二回，分二次服。

15. 苏子降气汤

治下虚上盛，逆气上攻，喘咳，呕哕，胸膈胀闷，气秘便难，气逆呕血等证。

方：紫苏子三钱，半夏三钱，当归三钱，陈皮三钱，前胡三钱，肉桂二钱，厚朴二钱，沉香二钱，甘草二钱。水煎二回，分二次服。

加减法：有内热者加白芍五钱，知母五钱。

16. 一味木通汤

治痹证及关节疼痛而偏于热者。

方：木通二两，长流水煎服。

17. 舒　肝　散

治暴怒气逆，口噤昏厥，肝气郁结，胸膈胀痛，呃逆噫气，呕哕，吞酸，头目眩晕，气逆痉痫，及肝气不舒所生诸证。

方：甘草末一两，白芍九钱，肉桂四钱，厚朴三钱，冰片一钱半，薄荷冰一钱半，朱砂六钱。共研细末，每付一钱至一钱半。

方义：甘草缓肝急，白芍和肝气，朱砂能制肝中相火妄动，肉桂以平之，防其过于横恣。四物合和，无偏寒、偏热之弊。佐二冰善于开瘀通窍，非乌、枳、青、陈等以开破为用者可比。用厚朴者，取其有肝脾双理之义，既能疏肝，又能理脾，使中气运行，则肝气自顺也。兼有气虚者，宜归芪汤送服；有内热者，用玄参、花粉等煎汤送服。如有兼证，必须随证制宜，功效始著。

18. 参赭培气汤

治膈食噎塞，常作呕吐，由于中气虚兼冲胃之气上逆者。

方：党参六钱，天冬四钱，生赭石八钱，清半夏三钱，知母四钱，肉苁蓉四钱，当归三钱，柿霜五钱（冲服）。水煎服。

加减法：有内热者，加花粉、生地；兼中气虚寒者，去天冬、知母、柿霜，加炒於术、丁香、干姜等。

19. 卫 生 丹

治霍乱吐泻转筋，下痢腹痛，及一切痧证。并治头痛、牙痛，胸胁、关节、经络作痛，气食痰郁，呃逆呕哕等证。

方：甘草末一两，细辛末一钱半，白芷末一钱半，薄荷冰八分，冰片八分，朱砂三钱。共研细末，每付一至一钱半。

若神志不清，四肢厥冷之重证，用汤剂送服，以通窍开痰，能收显效。

20. 秘方化滞丸

治一切气滞寒瘀，或寒热凝结，心腹剧痛，胀满饱闷，宿食冷积等证。为攻下寒食气血积痛之良方。

方：巴豆霜二钱，皂角二钱五分，三棱二钱，莪术二钱，木香二钱，丁香二钱，大黄二钱，半夏二钱，沉香二钱，没药二钱。共研细末，炼蜜为丸，匀为二十五丸，成人每次一丸，儿童酌减。

21. 燮　理　汤

治赤白痢疾，里急后重，及噤口痢等证。

方：生山药八钱，金银花五钱，白芍六钱，牛蒡子三钱，甘草二钱，黄连一钱半，肉桂一钱半。水煎二回，分二次服。

加减法：单赤痢，加地榆三钱；单白痢，加生姜二钱；痢中带血者，可兼服鸦胆子二十或三十粒；痢初得时，去山药，加当归五钱，莱菔子五钱，山楂五钱。

22. 加味活络丹

治腰痛，由于气血瘀滞者。

方：杜仲五钱，乳香四钱，没药四钱，当归四钱，丹参四钱，土鳖虫二钱，桃仁三钱，川断四钱，穿山甲三钱。水煎二回，分二次服。

加减法：若肝肾虚弱，兼内气虚者，加黄芪、山萸肉；若痛时觉凉，得热则轻，可加干姜、吴茱萸、肉桂。

23. 升肝舒郁汤

治妇女阴挺，亦治肝气虚弱，郁结不舒。

方：黄芪六钱，当归四钱，知母三钱，柴胡一钱半，川芎一钱半，乳香三钱，没药三钱。水煎二回，分二次服。

24. 清　疹　汤

治小儿出疹，表里俱热，或烦躁引饮，或喉疼声哑，或喘逆咳嗽，舌苔白厚兼黄，内热炽盛，脉洪滑者。

方：生石膏一两，知母六钱，羚羊角二钱，重楼三钱，薄荷二钱，连翘二钱，蝉蜕二钱，僵蚕二钱。水煎二回，分二次温服。服后周身潮润、微有汗者佳，不可大出汗。七岁以下者酌减。

25. 清　解　散

治小儿温疹及风疹初得，见红点后欲出不出，症现周身发热、时流涕泪，或兼咳嗽，未有内热者。

方：薄荷五钱，连翘四钱，蝉蜕五钱，重楼四钱，白芷三钱，甘草二钱，冰片二分，薄荷冰二分。共研细末，幼儿每付二分，五岁以上每付五分，重者每付八分，日三服。

26. 腖胚消积散

治食积、血积及瘀积痞块，腹部板硬或胀满等证。

方：鸡内金生用，去净粪土，研细末，每服一钱，多至一钱半，随证用引。

27. 温　降　汤

治吐衄血，饮食停滞胃口，不能消化，脉虚濡而迟者。

方：於术三钱，清半夏三钱，生山药六钱，干姜三钱，生赭石末六钱，白芍二钱，厚朴二钱，生姜二钱。水煎二回，分二次服。

28. 大　顺　汤

治难产。不可早服，必于胎衣破后，儿头顶至产门时，方可服之。

方：党参一两，当归一两，生赭石末二两，大菊花瓣一钱。水五碗，煎八分，顿服之。

补 入 医 案

肺痈 （肺脓疡、肺结核）

吴××，女，34岁。1957年2月18日初诊。

昼夜咳嗽，吐痰腥臭，伴低烧37.5℃，气短乏力，胸部隐痛月余。经市某院诊断为肺脓疡、陈旧性肺结核，用西药过敏而决意中医治疗。查舌质红、少苔、少津，左脉沉数，右脉滑而较大。

诊断： 本证为肺热灼金，酿成肺疮，治宜清火解毒、化腐生肌。

处方： 生甘草30克，丹参25克，人参15克，知母20克，天冬15克，三七15克。伍以犀黄丸，连服十二剂而愈。

按语： 生甘草为疮家解毒之主药，且其味至甘，得土气最厚，故能生金益肺。凡肺中虚损糜烂皆能愈之；调以知母寒滑，借甘草甘温化知母之苦寒，使之滋阴退热，而不伤胃也；丹参性凉清热而不伤肺，宣通脏腑之毒血郁热而消散之；乳、没为疮家要药，消肿止疼；三七化瘀解毒而不伤新血。集唐人以来诸方，多宗清凉之药以清其火，滋痰之药以养其血，滑降之药以祛其痰，芳香之药以通其气，更以珠黄之药以解其毒，金石之药填其空，兼数法而行之。该患亦兼此数法而奏效。

绞肠痧 （副霍乱）

周×，男，30岁，福建来沈探亲。1958年8月2日初诊。

亲属代诉：到沈当日，腹痛恶心，随即吐泻不止，所吐为饮食物，稀便。在市某医院经化验检查，诊断为副霍乱，嘱其隔离。查其状，神志昏迷，面色黄白，唇干，舌缩不能见其苔，四末发凉，脉象沉弱时结。

诊断： 此证为毒入三焦，乘虚内袭，盘踞胃肠，吐泻交作。治宜解毒为主，助心活血，调整阴阳。

处方： 朱砂3克，冰片1.5克，薄荷冰1克，粉甘草末5克。共研细末，三次分服，每间隔一小时服，温服得汗即愈。

另配以刮痧法，予尺泽放血一次即可。

按语： 毒气酿成多在夏令。人当暑热之时，周身时时有汗，毒伏三焦，犹得随汗外出。若至秋凉汗闭，其毒不得外出，蓄极而动，乘脾胃之虚而内攻。盖朱砂为硫化汞合成，皆善消毒菌，色赤入心，解心中窜入之毒，且又重坠，善止呕吐，俾药后不致吐出；冰片系樟脑炼成，因樟脑之性善强心活血，更善杀菌而其力易上升至脑，以清脑中之毒也；薄荷冰辛烈香窜，无窍不通，使周身之毒皆能扫除；伍同冰片，发表而作汗解，使内蕴之邪由汗透发；甘草最善解毒又能调和中宫，以止吐泻，又能调和冰、薄，使人服而不过于苛辣，并奏奇功。

胸痹（陈旧性心梗）

李××，男，50 岁。1959 年 5 月 6 日初诊。

自诉心慌、胸痛、头痛年余。经市某医院诊为陈旧性心梗、高血压，入院治疗半个月不见好转，故来本院中医治疗。诊见面色黄白，舌质较暗，苔薄黄，脉象沉涩时结。

辨证： 本证系心气不足，络脉瘀阻，阴阳并损，风火相煽。治宜补心气、通心阳、活络除瘀、标本同治。

处方： 龙眼肉 50 克，酸枣仁 25 克，柏子仁 20 克，龙骨 20 克，牡蛎 20 克，丹参 15 克，麦冬 10 克，山萸肉 25 克，乳没各 20 克。

连服九剂而愈。

按语： 方中龙眼肉补心血，酸枣仁、柏子仁补心气，龙骨入肝以安魂，牡蛎入肺以定魄。魂魄者，心神之左辅右弼也，且龙、牡与萸肉并用，大能收敛心气之耗散，并三焦之气化因之团聚，乳、没、丹参流通气血以调和之，佐以麦冬润而生血。

伏 气 化 热

《素问·热论》曰："冬伤于寒，春必病温。"业师张寿甫夫子申其义曰："此即伏气化热内发之温病"。盖冬伤于寒，其较重者，当时即病；兹者虽伤于寒而甚轻，是以当时未病，而所受之寒邪，伏于三焦脂膜之中，阻塞气化之流通，久之暗生内热，在天寒未解之时，其热尤能伏而不动，迨阳春一至，即有萌动之机。此时或薄受外感，或情志动火，而触动之，遂勃然而发，发即涉于阳明而现热渴等症，即《伤寒论》所谓："太阳病，发热而渴，不恶寒者，为温病。"《医宗金鉴》注云："发热不渴，恶寒者，太阳证也；发热而渴，不恶寒者，阳明证也。今太阳病始得之，不俟寒邪变热，转属阳明，而即热渴不恶寒者，知非太阳伤寒，乃太阳温病也。"虽着重阳明有热渴等证，但兼有发热一证，亦不能与太阳无涉，故首冠以太阳病三字。观此，与外感传经之热迥不相同。传经之热，必由太阳次第而传，邪既受自太阳，未有不感寒者，数日后传至阳明，始现肌热而渴等症，兹则一蹴即发，发则热渴随之，因波及太阳之邪甚微，且无新感外邪，故无恶寒症状。以其着重阳明，故但发热而渴，两相比较，内外判然，此冬伤于寒，春必病温，即伏气化热为病之病理也。

观以上所论，不但阐明经旨，而且有所发明，然犹是理论方面，未与经验对照，有时尚涉游移。此时余已应诊，志在得其实际，必与经验结合而后已。时当季春，恰遇一病妇延诊，其人年三十余，见其头枕冰囊，渴饮冰水，身覆单衣，犹且嫌热，舌苔白厚微黄，脉象洪长略数。询其病因，言病已三日，得病头一日，即如此发热、口渴引饮，日甚一日，于昨日须枕冰囊，否则热不能忍。参其脉证，知阳明热炽，势若燎原。疏方：生石膏末三两，玄参一两，天花粉五钱，粳米五钱，甘草二钱。共煎汤一大碗，分三次温饮下，热势见退，继服一剂，即呼去冰囊，脉之洪数大减，病愈十之八九。照方将分量减半，又服一剂而愈。

按语：此证得病头一日即发热而渴，无恶寒症状，正是《伤寒论》所谓："发热而渴，不恶寒者，为温病"之例；既无恶寒症状，便非新感外邪，是即伏气化热，内发之温病。两相对照，若合符节。后遇类此证者不胜纪，悉以伏气化热之治法获效，间有入腑成实，腹满便燥者，以三承气汤加减投之，治不失时，亦无不收效。由此结合诸病例之经验，对于"冬伤于寒，春必病温"之经旨，不待诠解，遂能彻底明晰。迨经验既久，知此伏气之热，由内发外，而为温病者固甚多；其有不外发为温病，或窜入某经，或潜于某经，而为种种变证者，亦复不少。兹举数例，述之于下。

痰 嗽 兼 喘

例一：一人年四十余。夏初患咳嗽兼喘。十余日间，日重一日，至于夜不得卧，其脉略数大而有力，舌苔白厚微黄，咳嗽连连，嗽甚则喘，痰多稠黏。知其内有伏热，予清热化痰止嗽之剂，方内有生石膏一两，服两剂无效。诊其脉益形实大，且有滑象，乃知其伏热甚深，病重药轻，未能胜病。改用生石膏末三两，玄参四钱，天花粉四钱，牛蒡子四钱，黄芩四钱，白茅根四钱，甘草二钱，七味煎服。两剂喘嗽减轻，脉亦稍和，舌苔退去弱半。患者苦于服汤剂，要求服丸散，遂单予生石膏末二两五钱，分为十包，俾每日服三包，用粳米煮汤送服，病愈不必尽剂。此证乃伏气化热，窜入肺胃之间，熏蒸肺部，不外发为温病，而为痰嗽兼喘之变证，盖其发病之日，即现白厚微黄之舌苔，呼气甚热，吐痰稠黏，咳嗽连连，脉滑有力。其此脉证，足可证明其病由伏气化热而来。嗣遇类此证者多人，悉以大清伏热之治法收效。品验以来，此种喘嗽证，治当其时，原非难治之证。唯恐延误失时，至于热结肺伤，转为肺结核者有之；或热蕴日久，致肺伤腐烂，吐痰腥臭，杂以脓血，转为肺痈及肺痿者有之；其病至此，愈延愈深，逐渐恶化，而为不可救治者又有之。

肿痛云翳

例二：一学生年十六，仲秋患目疾，红肿磨痛十余日，服药不效，求为诊治。视其右目，已生云翳，舌苔白厚微黄，口干而渴，脉来洪而有力，知系伏热为病。予白虎汤加减：石膏用二两，加玄参六钱，连翘三钱，蝉蜕三钱。连服二剂，病见减轻，舌苔退去弱半，脉象兼滑，大便三日未行。知其胃热甚实，予大黄粉一钱，用芒硝二钱冲水送服。服后降大便一次，甚燥，翌日又予大黄粉一钱，如前送服，连降大便二次，舌苔退去强半，脉之滑象亦减，但仍甚有力。故改用生石膏六钱，玄参五钱，天花粉五钱，连翘三钱，蝉蜕三钱，甘草二钱。六味煎服两剂，其病遂愈，云翳亦退。此证系暑热潜伏为病，与伏气化热之病理大同小异。盖当暑热之时，人常有汗，其热能随汗些些外透，迨仲秋气爽，汗不常出，其热无由外透，遂窜入肝胆，循经上蒸于目，而为肿痛云翳。以此案征之，寒暑皆有伏邪，一经发作，即生种种变证。

少腹疼痛

例三：一妇人，年二十八，患少腹痛，医治三月不效。继于痛甚时，由前阴下血，杂有腐化之脓，气味臭恶。医者认为子宫癌证，按子宫癌治之，两月余仍无效。后经余诊治，其证少腹切痛，时流脓血，脉象洪滑而数，舌有白苔甚厚，乃伏气之热，窜入奇经冲任二脉及子宫之间，阻塞荣卫之流通，瘀而作痛，瘀痛既久，致子宫间有腐烂处，故脓血杂下。疏方：生石膏二两，生地六钱，白芍六钱，当归四钱，牡丹皮四钱，玄参五钱，川芎三钱，蒲黄三钱，甘草二钱，九味为方，煎汁一大碗，分三次温服，每次送服汉三七粉一钱。服一剂痛即觉轻，诊其脉洪数未减，又照方连服两剂，痛愈强半，脉之洪数见退，仍甚有力。照方将石膏改用一两，继服两剂。其病节节减轻，遂减去石膏，又服二剂，脉始柔和，病遂痊愈。此伏气之热，窜入奇经冲任二脉及子宫之间，不外发为温病，而为少腹疼痛，腐流脓血之变证。

头连齿牙剧痛

例四：一人年三十余，素日无病，时当夏初，一日睡于热炕上，至夜半头目胀痛，连齿牙皆胀痛，迨至天明，其痛益剧。诊其脉实大有力，舌苔白厚，口干而渴。据此脉证，知系蕴有伏气之热，因睡热炕而触动之，勃然而发，循阳明经上冲头部，及齿牙之间，冲击而痛。故于一夜间，即生有白厚之舌苔，口干而渴，及实大有力之脉。疏方：生石膏二两，连翘三钱，知母四钱，天花粉四钱，白茅根四钱，甘草二钱，六味煎服。一剂其痛稍轻，诊其脉仍实大而硬，知其证兼冲胃之气随热上逆，宜于清伏热之中，兼平其逆气。照方加生赭石末五钱，怀牛膝八钱，继服两剂而愈。此伏气之热，不外发为温病，但挟冲胃逆气，上冲头部并牵及齿牙剧痛之变证。

烦热喉痛

例五：赵某，手工业者，年三十余，春季患心烦心热，咽喉肿痛，口干而渴，病已十余日，大便甚燥，小便浑赤，舌有白苔甚厚，少津液，指尖常凉，脉沉有力，搏动鼓指。知系伏气之热，蕴于中、上二焦，盘踞熏蒸所致。唯脉沉及指尖凉，是何原因？破费寻思，详核脉证，乃知伏热久郁，不得宣散，阻塞荣卫之流通，而使之然。处方：白茅根八钱，生石膏一两五钱，玄参五钱，天花粉五钱，桔梗三钱，射干三钱，甘草二钱，七味煎服三剂，咽喉痛减，指尖不凉，脉沉见起，仍甚有力，舌苔退去无多，心仍烦热，患者以服汤药为苦，要求服散剂。因予生石膏末三两，分作十二包，俾每日服三包，用白茅根五钱，粳米三钱，煎汤送服。服药尽剂，心中烦热减轻，舌苔退去一半，脉仍有力，知其热潜伏甚深，不能速解。复予生石膏末三两，分十六包，服法如前，病愈不必尽剂。其人服至十二包，心中烦热已除，唯其脉尚未柔和，俾将余四包继续服完，病遂痊愈。此伏气之热，蕴于中、上二焦，蕴结郁蒸，不外发为温病，而为烦热喉痛之变证。

此外尚有种种变证，例难悉举。总之，此种伏气之热，无论外发为温病，或为种种变证，其主要症状，除主病外，必有白厚或兼黄之舌苔，及呼气甚热、吐痰稠黏等兼症；余如尿赤、便燥、心热、口渴等，为或有之症状；至于脉象，多现洪滑，或不洪滑，但重按有力者亦是。认证既确，酌其证之虚实，热之轻重，放胆投以白虎汤，或白虎加人参、竹叶石膏等汤，方中石膏之分量，随证增减，更加白茅根以宣散伏邪，服之及时，必能起其沉疴。或曰：石膏乃寒凉之品，如此重用，有无流弊？余曰：石膏，《神农本草经》谓其微寒，性非大寒可知。且伏热勃发，势若燎原，若非此力大任重之石膏以清解之，则津液必立见枯涸，真阴即随之消亡，或变痉厥，或转虚脱，以致不可救治，此白虎汤所以为《伤寒论》中主要之方。况于经验中考察，果能认证的确，如以上所述等脉证，重用石膏，未有不效而转生流弊者。唯须捡用纯白亮块，天然之生石膏，入煎剂捣末用之，或研细末服之皆效。设若以火煅而用之，岂但无效，以煅后变其真性，必至助病伤人。是又由经验而知，故敢确凿言之。

伤寒少阳兼阳明腑证

一妇人年六十四岁，季春汗后冒风，恶寒头痛，自用便方发汗，病未解。迟延旬日，证见寒热往来，耳聋，目眩，口苦呕逆，谵语微渴，舌苔黄厚，大便四日未行，小便赤涩，不思食，食即作呕，脉象弦而兼滑。断为病邪传入少阳兼阳明腑实之证，以大柴胡汤加减与之。

处方：柴胡四钱，党参三钱，清半夏四钱，大黄四钱，白芍四钱，天花粉四钱，黄芩三钱，芒硝三钱，甘草二钱，九味为方，先煎七味，后入硝、黄，余药煎汁一碗半，分二次温服。

复诊：第一次服后，降大便一次；二次服后，又降大便二次，已不谵语，舌苔退去多半，脉之弦滑亦减，沉候仍有余热。因照方减去硝、黄，将柴胡改用三钱，加麦冬四钱、竹叶一钱、玄参三钱，又服一剂而愈。

按语：《伤寒论》既立小柴胡汤，复立大柴胡汤，以阳明腑证已实，而少阳证仍在，此时若但治一面，病必不除，故小柴胡与承气二方，加减合用。大便既行，腑实泻去，邪踞于少阳者，亦随之而解，一举两得之善法也。唯大柴胡一方，《伤寒论》所载，有无枳实者，各家议论不同，莫衷一是。若以此案证之，枳实似无所用。但遇形气壮者，亦可少加于方中，以行胃中结气；遇形气虚者，即不可用，要审其虚实，以为去取。

小 儿 麻 疹

小儿麻疹一证，病因不一，现证各异，有在表、在里之分，有风热与寒郁之别。证象多端，难以尽言，治之者，须详加分辨。

春 初 发 疹

例一：王姓小儿，五岁。

病因：时当春初，天气尚寒，于贪玩间似觉感受风寒，第二日遂发麻疹。

症状：自受外感后，恶寒发热，咳嗽喷嚏，时流涕泪，虽发热而四肢微凉，舌无苔，尿色白。第二日身见红点无多，第三日所现红点时多时少，在红点少时，即躁扰不宁。脉象浮而略数。

诊断： 其脉浮，舌无苔，恶寒发热，喷嚏流涕，据此脉证断为寒郁在表，致疹出不透。盖小儿少阳之体，外表既为寒邪束缚，则荣卫不和，不得流通，因郁发热，邪正交争，发而为疹。其红点较少之时，即现躁扰不宁者，乃疹不外透，邪气内攻所致。宜予宣解透表之法，使寒邪宣散，荣卫流行，将疹和盘托出，不难向愈。

处方： 嫩薄荷叶二钱，青连翘二钱，净蝉蜕二钱，白芷二钱，重楼二钱，甘草一钱。上六味，水三碗，煎一碗，分三次服。

复诊： 照方煎服一剂，疹发全身，甚稠密，神情安稳，能食粥汤，舌觉干，口微渴，饮水无多，脉之浮象略减，遂按方加白茅根四钱，俾再服之。

效果： 将加味之方又服一剂，疹苍于外，脱然而愈。

按语： 在诊治王姓小儿时，其右邻张姓两小儿：一儿两岁、一儿四岁，皆发疹，借便求诊。视之，发病在二三日间，两儿周身皆见点，所现症状较此例王姓儿稍轻。因将此例首诊方剂中加冰片三分，薄荷冰三分，共研细末，两岁小儿予二分，四岁小儿予三分，各服三次，疹出周身，两儿皆愈。因名此散剂为清解散，在疹初出尚未化热之时，予服二三分，五岁以上小儿予四五分，用白茅根浸水送服，服至三四付，往往不用汤剂，较轻者大抵皆效。清解散药八味，具有宣解透表之力，使表邪解，荣卫和，完全将疹表出，病自能解。

或问，疹多热证方中何以无清凉药？答曰：麻疹虽多热证，但此证系属初感尚未化热，而寒邪在表，虽身发高热，乃荣卫郁遏之表热，无须清凉。《医宗金鉴·痘疹心法要诀》云："疹宜发表透为先，最忌寒凉毒内含。"常根据此论治疗麻疹，在见点初出之时，主要在表宜透达，忌用清凉，必俟传里化热，现有种种热证，然后才用寒凉，以清解之。多年按此步骤，治疗此证愈者不胜纪，幸无一失。

仲春发疹

例二：白姓小儿，年九岁。

病因： 外感后发疹，迁延一星期，病遂增剧。

症状： 初由外感后发疹，周身壮热，疹出不透，治失其宜，延误七日，病遂增重，延为诊视。见其疹出已没，周身尚有痕迹，精神昏愦，身发高热，扪之烙手，不时谵语，舌苔白厚，口渴食冰，小便赤，大便秘，咽喉疼痛，脉象洪滑有力。

诊断： 此证虽因疹毒内传，延误七日，而病增重，详参脉证，实兼有温病与疹毒相助为虐，并传阳明致内热炽盛，势若燎原。故现口渴食冰，不时谵语，神情昏愦，咽痛便秘，舌苔白厚，脉来洪滑等症。此时热势炎炎，须及时扑灭，宜予清解重剂。

处方： 生石膏一两，玄参五钱，京知母三钱，桔梗三钱，重楼二钱，青连翘二钱，粳米三钱，甘草二钱，共八味。

另方： 白茅根二两，置开水六碗内，浸十分钟，即用此汤煎药，剩一碗半，分三次温服。在服药之前，先用白茅根浸水，送服安宫牛黄丸一大丸。

复诊： 照方服汤药一剂、安宫牛黄丸一丸，神志稍见清醒，热渴、谵语等症皆见减轻，脉之洪滑稍退，按之仍甚有力。知药虽对证尚未胜病，俾照方再服一剂，安宫牛黄丸再服一丸。

三诊： 翌日诊之，神志已清，舌苔退至舌心，大便行一次，脉亦不见洪滑，而略数有力，此病已愈过半，尚有余热，宜另为处方，以清余热。

处方： 玄参四钱，生石膏末三钱，麦冬二钱，天花粉二钱，重楼二钱，桔梗二钱，粳米二钱，白茅根五钱，甘草一钱。共九味，水五碗，煎取一碗半，分三次温服。

效果： 后方服两剂，第二剂仅服两次，即热退神清，能食粥汤，病遂痊愈。

按语： 此证系麻疹兼春温合而为病，加以延误七日，遂化热而并传阳明。其热炽盛，上蒸心包，致神志昏愦，不时谵语，并现舌苔白厚，口渴食冰，壮热咽痛，二便秘结，及脉来洪滑等症。似此一团火热，热势燎原，故予以清解重剂。方内石膏用至一两，服尽两剂，并辅以安宫牛黄丸两丸，其热始退，继与清解余热之剂两剂，病遂痊愈。足见生石膏乃天产纯良之品，果如此例之脉证，用之及时，必收效果。处方系以《医学衷中参西录》所载之清疹汤加减，方内原有羚羊角，惜此药货缺价昂，未能使用，如能有羚羊角，即可不用安宫丸。

春季发疹兼腹泻

例三：李姓小儿，年七岁。

病因： 此儿素日大便不实，自感春温发疹后，腹泻频繁。

症状： 据其家人说，此儿素日时常溏泻，自感受春温二日后发疹，腹泻次数较多，日三四次。疹出不透，见点甚稀，有时烦躁不安，口干而渴，舌苔白干，身热尿赤，尿涩且少，脉象浮数，不见洪滑，按之有力。

诊断： 此儿因感受风温而发疹，诊视时病逾三日，以所现脉证参之，已内传化热，唯因腹泻的关系，致疹出不透，其热尚未甚炽，是以脉不洪滑；不过热随泄泻下趋，结于下焦，故尿赤短涩。虽现有热象，而表邪未尽，故病逾三日，其脉象仍浮。宜先止其腹泻，使邪不内陷，其疹始能外透；辅以清里表疹之剂。

处方： 生山药六钱，白芍四钱，滑石三钱，甘草二钱，青连翘二钱，蝉蜕二钱，重楼二钱，玄参二钱，白茅根三钱，薄荷叶一钱。药十味，水四碗，煎一碗半，分三次服。

复诊： 服方一剂，疹发全身，泻亦见减，他如舌苔白干、口干而渴、尿赤短涩，皆见减轻。照方减去薄荷，又服一剂，疹出尤多，神情安稳，脉已不浮，病愈强半。按前方加减，俾再服之。

处方： 白芍三钱，生山药五钱，滑石一钱，甘草二钱，白茅根三钱，玄参一钱。上药六味，水三碗，煎剩一碗，分三次，日三服。

效果： 后方又服两剂，脉复正常，疹苍于外，泻止能食而愈。

按语： 麻疹一证，最忌腹泻，因泻伤脾胃，中气必陷，即不能透疹外出。况此证素日大便不实，发疹后泻又加重，其脾胃已虚可知。故三四日以来，疹出不透，致躁扰不安，并现口干而渴、舌苔白干、尿赤短涩、身热心烦，及浮数之脉。有此种种热象，治之较难。盖欲治其腹泻，则有碍于热渴；欲治其邪热，又有碍于腹泻。是以难于处方，必于一方之中，止泻、清热、达表透疹，清补兼施，并行不悖，方能有济。唯《医学衷中参西录》所载滋阴宣解汤具有斯效，因用其方加减投之，病遂得愈，且无后遗之证。方中滑石清凉之性近于石膏，能清胃腑之热，又能清膀胱之热，协同甘草利尿止泻；佐以白芍、玄参、白茅根，并能清阴虚之热；其儿脾胃虚而不固，致大便不实，泻下伤阴，故用山药以滋阴固下，且壮其脾胃；伍薄荷、连翘、蝉蜕、重楼，达表透疹，并解未罢之表邪。合而为方，具有健胃、利尿、固下、止泻、清里、解表、透疹外出等功效。

痢证病因及治法

各方书论治痢证，多谓由于肝脏蕴热而酿成之。例如先进唐容川，于《中西汇通医经精义》曾论之曰："《内经》以痢属于肝热，故曰'诸呕吐酸，暴注下迫，皆属于热'。下迫与吐酸同言，则知其属于肝热也。仲景于下利后重、便脓血者，亦详于厥阴篇中，是皆以痢属肝热也。盖痢多发于秋，乃肺金不清，肝木遏郁，肝主疏泄，其疏泄之力太过，故暴注里急，有不能待之势。治之者，开其肺气，清其肝火，其痢自愈。"按唐氏此论，说明痢之原因及治法，皆甚确当。然其所谓"开肺清肝"之治法，于经验中考查，原可施于痢之初起，非所以论痢之已深，用于初期则效，迨其证延误失治，病至末期，又当另商治法。此外，又有因于湿热及暑热而酿成者，或具有其他兼证，不一而足。

兹将素所经验者，举数例以结合之。

痢 证 初 期

例一：一工人，年三十余，于秋季患痢，其证下痢赤白，臭恶黏秽，一日夜十五六次，迫急后重，每于便前，腹痛甚剧，小便短赤，食少咽干，口渴不能多饮，三四日以来，困惫已甚，脉象弦数有力，一息近六至。

诊断：参其脉证，乃肝经郁热炽盛，兼食凉饮冷，寒热凝结所致。为其肝热炽盛，是以脉来弦数，并下迫大肠，而为里急后重，致痢之次数亦多。询其人素日好食凉物，胃肠中蓄有湿气，故口虽干渴，而不能多饮，痢无休止，故困惫殊甚。其病虽重，所幸人在壮年，且病系新得，不难医治。予疏肝气、清郁火、和中化滞之剂。

处方：白芍一两，生山药八钱，山楂五钱，当归四钱，甘草二钱，莱菔子四钱，黄连二钱，肉桂一钱五分，金银花三钱，牛蒡子三钱，鸦胆子净仁六十粒。共药十一味，将前十味用水五碗，煎剩两碗，分三次服，每次送服鸦胆子仁二十粒，照方服二剂。

复诊：脉之弦数，已见和缓，诸证皆见轻，病减强半。因将方中黄连、肉桂各改用一钱，加白头翁三钱，又服两剂痊愈。

按语：按此证原由肝脏郁热，兼恣食凉物，致寒热凝结，而酿成之。因病在初期，予以疏肝气、清郁火、和中化滞之疗法。处方重用白芍，佐黄连以清肝火，肉桂以平肝气，甘草以缓肝急，使之舒和，而不下迫。黄连、肉桂同用，一寒一热，最能交平阴阳，化寒热之凝结。肉桂性虽热，但所用之分量甚少，且与黄连、白芍、鸦胆子等同用，性味化合，即不显其热，犹增其化秽厚肠之功用。更伍以当归、莱菔子、山楂及牛蒡子、金银花、鸦胆子等，和血化滞开瘀，肃清胃肠毒热；复因病已四日，痢无休止，内气大伤，故加生山药，以固摄气化，方义如斯，故奏效霍然。

痢 证 末 期

例二：一妇人，年四十余，秋季得痢证，赤白黏秽，服药医治，二十余日，其痢转重，求为诊治。查其证：于赤白黏秽之中，杂以脂膜，形似烂炙，有腐败恶臭，一日夜十余次，腹中时时切痛，气迫下坠，脉象弦数，沉候甚弱。

诊断：此证脉来弦数，为肝脏蕴热之诊。唯沉候甚弱，且延误二十余日，知其内气已伤，而所痢者，杂以脂膜，形似烂炙，且有腐败恶臭，是其肠中已有腐溃处可知。病势已深，极为严重，幸能少进饮食，生机未漓，尚堪救治，勉予滋阴益气、和肝清热、化腐生新之剂，以抢救之。

处方：生山药一两，党参三钱，白芍六钱，甘草三钱，白头翁三钱，生地榆三钱，金银花五钱，秦皮二钱，汉三七粉三钱，鸦胆子净仁六十粒。药共十味，将前八味用水五碗，煎剩两碗，分三次服，每服一次，送服三七、鸦胆子二味，各三之一。照方煎服两剂。

复诊：患者精神振作，自言所痢之次数已减一半，无腐败恶臭，其他腹痛下坠等皆见减轻。诊其脉弦数见减，沉弱略起，其证大见好转。照方减去秦皮，又服二剂，诸证日见减退，一日夜仅痢二三次，已杂有好粪，唯其脉尚未复常，因按方略有加减，继服二剂而愈。

按语：考其证虽由肝脏郁热酿成，但延误多日，已至末期，若按初期疗法，必不能救，故处方用生山药、党参，滋阴益气，卫护生机；佐金银花、地榆、秦皮、芍、草等，和肝清热；要在鸦胆子、三七二物，能消胃肠毒热、化腐生新。因病当末期，气血皆伤，故施以攻补兼施之法。否则党参原不能用，今不得已而用之者，仿白虎加人参汤之义，斡旋于群药之中，以治邪实脉虚，足能收效。

产后痢证

例三：一妇人，年四十余，产后五六日，恶露即断，复与其家人生气动怒，数日间遂得痢证。便黏秽，赤多白少，一日夜六七次，医治多日，时轻时重，延阅月，逐渐增剧，求为诊治。此时，日痢七八次，赤白稠黏，腹痛甚剧，迫急下坠，小便赤，口微渴，舌无苔而干，食少肌瘦，脉来弦数而虚，沉候有涩象。

诊断：此证产后六七日，恶露即断，难免停瘀，复因生气动怒，触动其肝火，转而为痢。故其脉虚数弦涩，证则迫急后重，腹痛甚剧，及日痢七八次，赤白黏秽，口干便赤等。无非肝火下迫，瘀滞凝结之象，证当产后，气血伤而未复，是以脉象兼虚。宜于治痢剂中，兼顾其气血，予疏肝和血、化滞行瘀、调气清热之剂。

处方：当归一两，白芍一两二钱，生山药一两，山楂八钱，黄连一钱，肉桂八分，莱菔子四钱，甘草三钱，汉三七粉三钱。药共九味，将前八味用水五碗，煎成两碗，分三次服，每次送服三七粉一钱，照方服两剂。

复诊：脉已略见和缓，痢之次数减半，腹痛止，思食粥汤，病愈强半。因照方略有加减，继服两剂痊愈。

按语：此证当产后五六日，气血未复，恶露早断，停有瘀滞，转而为痢。故处方重用归、芍，疏肝养血，兼和血清热；佐三七、山楂，行瘀化滞，以止腹痛；莱菔子调气，甘草和中；佐以连、桂，燮和阴阳，平肝解热；复以病在产后，且延误月余，气血皆伤，辅以营养丰富之山药，滋阴养血，固摄气化，合而为方，无微不至，是以病愈甚速。由此例经验后，深知归、芍二物，对于肝脏虚热，怒伤不舒等证，具有特效，但须重用，其效始著。

痢证兼暑热

例四：一工人，年二十四，于秋初远行受暑，归后复恣食瓜果，因而患痢。一日夜痢十余次，赤白相杂，里急后重，口干舌燥，小便赤涩，舌涩白厚，中心已黄，周身壮热，渴饮冰水，脉象洪滑，一息数近六至。

诊断：此证得之长途受暑，虽在秋初，亦暑热为患。复因嗜食瓜果，致寒热交争，转而为痢。但阳明邪热已炽，故脉来洪滑，舌苔黄厚，渴饮冰水，至下痢脓血，后重腹痛等，无非由暑热饮冷，寒热交迫而来，病势较重，宜先解其阳明壮热，次以治痢之药调之。

处方：生石膏末一两五钱，白芍八钱，滑石四钱，玄参四钱，天花粉四钱，白头翁四钱，粳米四钱，山楂四钱，莱菔子四钱，甘草二钱。以上十味，水五碗，煎至米熟，约得药汁两碗，分三次温服，照方服两剂。

复诊：脉之洪滑大减，舌苔退去多半，壮热饮冷皆见减轻，唯后重腹痛，减去无多，一日夜尚痢六七次。此阳明邪热已清过半，而寒热凝结之痢证尚未解除，宜注重其痢证，而以清余热之药佐之。

处方：白芍一两，滑石四钱，当归五钱，山楂五钱，莱菔子五钱，天花粉五钱，白头翁三钱，秦皮三钱，甘草二钱，鸦胆子净仁六十粒。共药十味，前九味煎服三次，每次送服鸦胆子仁（即苦参子）二十粒。此方服一剂，痢亦减轻，诊其脉，尚未平复，俾照方再服一剂，病遂痊愈。

按语：按此类痢证与一般痢证不同，盖其人因长途受暑，致暑热内燔，复因恣食凉物，寒热凝结，转而为痢。其证原以暑热为主因，故脉现洪滑，舌苔黄厚，壮热饮冷等，皆为阳明热炽之征象，自应先解其阳明壮热。是以案内前方，用白虎汤加减以清之，壮热既解，再治其痢。如此疗法，先后不紊，病遂得愈，且无后遗之证。

痢证兼腑实

例五：一工人，年二十四，夏初得痢证，赤白相杂，一日夜八九次，腹痛下坠皆甚剧，病已三日，口干舌燥，舌苔白厚，小便短赤，身热口渴，脉象数而有力，重按甚实。

诊断：此证时当夏初，人在壮年，脉数有力，仅三日间即现白厚之舌苔，内有伏气之热可知；加以日痢八九次，腹痛下坠皆甚剧，小便短赤等症，纯系阳明实热，自无疑问。应与清解重剂，以白头翁汤加减主之。

处方：白头翁四钱，秦皮三钱，黄连三钱，黄柏三钱，当归三钱，滑石三钱，山楂五钱，白芍一两，莱菔子四钱，甘草二钱。以上十味，水四碗，煎一碗半，分二次温服，煎服两剂。

复诊：脉之数度略减，仍搏动有力，尺部甚实，痢之次数亦稍减，身热口渴皆见轻，唯后重腹痛仍剧，且有时痛而兼胀，一派实象。疑其腹中必有燥粪，遂以手扪其腹，有硬处，痛而拒按，因知蓄有燥粪无疑，遂改用通因通用之下法。

处方：川大黄五钱，枳实三钱，厚朴三钱，当归三钱，莱菔子三钱，白芍八钱，山楂四钱。以上七味，将后六味用水四碗，煎剩两碗时，入大黄浸数分钟，再煎数沸，约得药汁一碗半，分二次温服，间隔三小时服一次。讵知患者恨病服药，竟连次服完，三时后降下结粪数块，腹痛下坠顿减，其他诸证亦随之轻快。诊其脉尚有余热，遂按初诊之处方减去黄连、黄柏，又服一剂而愈。

按语：此痢虽属实证，但初不知其结有燥粪，迨与重剂清解后，热痢干渴等症虽略减轻，而腹痛后重未除，并添有时腹胀，始疑其腹有燥粪，方以阳明腑实燥结为确诊。继予以通因通用之法，脱然而愈。深究初诊时之疏失，常自引咎。由此案经验后，于临床之际，必更加审慎明辨，据证处方以期速效。

总结上述五例患者：例一，由于肝脏郁热，兼食凉物，寒热凝结，而酿成痢证，病在初期，予平肝气、清郁热、和中化滞之剂而愈；例二，其病因与例一大同小异，唯延误多日，内气大伤，病至末期，予攻补兼施之剂而愈；例三，其证由产后停瘀兼怒动肝火而酿成之，予疏肝养血、化滞行瘀、调气清热之治法而愈；例四，其证因长途受暑，暑热内燔兼恣食凉物所致，予大清暑热，继以和中化滞之剂而愈；例五，其证时当夏初，脉现洪滑，知由伏气化热，转而成之，致阳明腑实，结有燥粪，先用清解，继用攻下而愈。统观以上五例，病因不一，变证各异。于临床之际，随时处中，悉心审辨，处以方剂，幸无不愈。